Low Carb für Anfänger

Das Low Carb Kochbuch inkl. 30 Tage Plan für optimale Fettverbrennung mit 99 Rezepten

Food Experts

Inhalt

Einleitung

Low Carb gilt als Zauberformel für die schlanke Figur. Doch es hat nichts mit Zauberei zu tun. Vielmehr handelt es sich hier um eine, nicht mal neue Ernährungsform, bei der Eiweiß und Fett im Vordergrund stehen und so gut es geht auf Kohlenhydrate verzichtet wird. Eine Low Carb Diät ist auch keine Hungerkur im klassischen Sinn, da man sich hier immer satt essen kann und so keine Heißhunger Attacken aufkommen.

Bei einer Low Carb Ernährung stehen Reis, Brot, Weißmehl, Nudeln und natürlich Zucker auf der schwarzen Liste. Doch gibt es so viele tolle Produkte, mit welchen diese schlechten und ungesunden Kohlenhydrate ersetzt werden können. beinahe jede Speise lässt sich auf Low Carb Art zubereiten und sogar Brot, Gebäck, Torten und Kuchen sind kein Problem, wenn man weiß wie. Wir verraten Dir hier unsere besten Rezepte. Dadurch erhältst Du gleich ein gutes Gespür dafür, wobei es bei einer Low Carb Diät ankommt.

Statt Zucker wird Süßstoff, Stevia oder Xylit verwendet. Mehl wird durch hochwertiges Mandelmehl oder Kokosmehl ersetzt und sogar für Reis gibt es eine Alternative. Nudeln lassen sich auf Low Carb Art zubereiten und niemand käme auf die Idee, dass es sich hier um eine Diät handelt. Verzichtet wird auf Limonaden und gesüßte Getränke. Auch Fruchtsäfte sind nicht erlaubt. Früchte sollten nur in kleinen Dosen gegessen werden, da auch Obst viel Fruchtzucker hat. Beeren jedoch kannst Du jederzeit und immer essen, und auch Wassermelonen darfst Du Dir als Snack schmecken lassen.

Bevor Du mit Deiner Low Carb Diät beginnst versichere Dich, dass Du sämtliche Verführungen aus Deinem Blickfeld beseitigst. Achte darauf, dass Du frisches Fleisch,

Käse, Gemüse, Nüsse, Milchprodukte und Kräuter zu Hause hast. Eier dürfen natürlich in keiner Low Carb Diät fehlen. Besorge Dir im Vorfeld Mandelmehl und Kokosmehl und auch viele Gewürze, Chilli, Ingwer und Zitrusfrüchte zum Würzen dürfen nicht fehlen. Du darfst hochwertige Öle und auch Butter verwenden.

Du wirst sehen, es ist ganz einfach und schon nach wenigen Tagen wirst Du auch kein verlangen mehr nach Zucker oder Kohlenhydrate haben. Der gesamte Körper und der Stoffwechsel stellen sich um. Du fühlst Dich fit und vital. Deine Haut wird schöner und glatter und auch Wassereinlagerungen verschwinden. Achte darauf, dass Du ausreichend trinkst. Wasser ist sehr wichtig, Du kannst auch sämtliche Tees trinken und Dein Wasser mit Zitrone, Gurken, Ingwer, Beeren oder Kräutern aromatisieren. Wenn Du ausreichend trinkst unterstützt Du Deinen Körper doppelt beim Abnehmen. Zum einen kommt kein Hunger auf und zum anderen werden Giftstoffe abtransportiert.

Am besten aber starten wir sofort und wünschen Dir gutes Gelingen und einen Guten Appetit beim Schlemmen und Abnehmen.

Was passiert bei Low Carb im Körper?

Sobald Du keine, oder nur mehr wenige Kohlenhydrate zu Dir nimmst, beginnt der Körper und der Stoffwechsel, sich zu verändern. Bei Zufuhr von wenig Kohlenhydraten senkt der Körper den Insulinspiegel und bezieht verstärkt die Energie aus den Körperfettdepots. Wichtig hierbei: Man sollte zusätzlich auch auf die Gesamtkalorienzufuhr achten, um den gewünschten Abnehmvorgang auch zu erzielen. Wundere Dich nicht, wenn Du die ersten drei Tage dieser Diät etwas müde und abgeschlagen bist, und Du vielleicht sogar Kopfschmerzen bekommst. Eine Umstellung der Ernährung ist auch für den Körper ein großer Schritt, und kann nicht von einem Tag auf den anderen verdaut werden. Gute Abhilfe schaffst Du, wenn Du wirklich ausreichend Wasser trinkst, und somit die Giftstoffe aus dem Körper schwemmst. Gerade während der ersten drei Tage solltest Du zwischen 2 Litern und 4 Litern Wasser trinken. Wenn Du Kopfschmerzen verspürst, kannst Du zum Trick mit dem grünen Apfel greifen. Der Genuss eines richtig sauren und harten, grünen Apfels vertreibt Spannungskopfschmerzen bis hin zu leichten Migräne Anfällen. Ein Granny Smith eignet sich zum Beispiel ganz hervorragend. Nach den ersten drei Tagen wirst Du bemerken, dass auch Dein Verlangen nach Süßem abgenommen hat. Heißhunger Attacken werden weniger, und es fällt Dir immer leichter, auf Kohlenhydrate zu verzichten. Generell benötigt der Körper 11 Tage, damit er sich vollständig umstellt. Versuche also, gerade die ersten 11 Tage wirklich konsequent, ohne schummeln durchzuziehen. Das Ergebnis wird Deine Belohnung sein.

Low Carb Ernährung - der Start

Um Deine Erfolge wirklich ordentlich verfolgen zu können, solltest Du Dich vor Beginn der Diät abwiegen und auch abmessen. Notier Dir diese Daten auch. Ganz wichtig dabei ist, dass Du auch den Bauch abmisst. Schon nach den ersten Tagen wirst Du sehen, Dein Bauch wird flacher. Auch wenn Du noch kaum an Gewicht verloren hast ist dieses Phänomen zu bemerken. Durch den Verzicht auf Kohlenhydrate entstehen weniger Gärstoffe und Du fühlst Dich weniger aufgebläht. Das ist auch sichtbar. Wundere Dich also nicht, wenn Du schon nach drei Tagen mit Komplimenten überhäuft wirst, dass Du schlanker aussiehst. Komplimente schaden nie, und sind Balsam für die Seele.

Auch während Deiner Diät solltest Du Dich immer wieder wiegen. Spätestens jeden zweiten Tag musst Du morgens oder abends auf die Waage steigen. Am besten immer zur gleichen Zeit. So hast Du Dein Gewicht schön im Überblick und kannst gegebenenfalls eingreifen. In den ersten zwei Wochen wird das Gewicht rasch purzeln, später geht es etwas langsamer. Solltest Du aber zwischendurch für einige Tage gar keine Veränderung bemerken, dann musst Du irgendetwas verändern. Oft hilft es, vor dem Schlafen eine ordentliche Portion Eiweiß zu Dir zu nehmen.

Dazu richtest Du Dir einfach einen Eiweiß-Shake her. Du kannst ungezuckertes Whey Pulver aus dem Fachhandel verwenden. Ganz günstig und einfach geht es aber auch, wenn Du etwas Magerquark mit einem kleinen Becher Naturjoghurt, dem Saft einer Zitrone und etwas Süßstoff vermischt. Dieser Proteinsnack kurbelt den Stoffwechsel zusätzlich an und ist ein tolles Essen zu später Stunde, weil Du dadurch quasi im Schlaf abnimmst.

Wie viel Gramm Kohlenhydrate sind pro Tag erlaubt?

Du solltest Dich immer zwischen 30 Gramm und 50 Gramm Kohlenhydrate pro Tag einpendeln wenn du sehr schnell abnehmen möchtest. Falls du es etwas einfacher angehen möchtest kannst du auch 100 Gramm am Tag zu dir nehmen. Maximal 25% Deiner Energie sollte aus Kohlenhydraten gewonnen werden. Eine nebensächliche Rolle spielt das Fett. Der Fettanteil ist bei einer Low Carb Ernährung immer bedeutend höher. Achte daher darauf, dass Du immer hochwertige Öle und Fette verwendest. besorge Dir vor Beginn der Diät ein gutes Olivenöl Extra Vergine, ein tolles Sesam Öl und ein wohlschmeckendes Kokos Öl. Damit kommst Du zu Beginn wunderbar über die Runden. Wie sieht es aber mit dem Eiweißgehalt aus? Du solltest während Deiner Low Carb Diät wirklich soviel Eiweiß als nur möglich essen. Das macht satt und sorgt zudem dafür, dass Deine Muskeln nicht abgebaut werden. Eine Faustregel sind 1,2 Gramm Eiweiß pro Kilogramm Körpergewicht pro Tag. Wenn Du zusätzlich viel Sport betreibst, jeden Tag laufen gehst, viel im Fitness Studio bist oder einen körperlich sehr anstrengenden Job hast, dann können die Eiweiß Mengen auf 1,5 Gramm bis 2 Gramm pro Kilogramm Körpergewicht und Tag gesteigert werden. In unserer Diät findest Du die verschiedensten Anregungen für ein Frühstück. Wähle diese immer so, dass sie von den Kohlenhydrate Werten zu Deinem Tagesplan passen. Notier Dir zu Beginn Deine zu Dir genommenen Kohlenhydrate immer - das geht ganz toll am Handy oder App. So kannst Du auch immer abschätzen, ob Du Dir noch den ein oder anderen Snack, oder sogar ein leckeres Dessert gönnen kannst. Auch siehst Du so, ob Du zum Frühstück eventuell eine zweite Scheibe Eiweißbrot essen darfst. Das hört sich am Anfang vielleicht etwas kompliziert an, nach wenigen Tagen geht Dir das jedoch ins Blut über und funktioniert fast automatisch.

Abnehmformel - das musst du noch zusätzlich beachten

Falls du erfolgreich abnehmen möchtest solltest du beachten, dass deine Kalorienzufuhr deinen Kalorientagesbedarf nicht übersteigen darf. Bedeutet wenn du dir 2500 kcal Low Carb Ernährung zuführst und aber selbst 2000 kcal täglich benötigst, wirst du zunehmen. Der Grundumsatz wird nach der Formel nach Harris/Benedict (1919) berechnet. Diese Formel berechnet den Grundsatz des Kalorienbedarf für Männer und Frauen nach unterschiedlichen Kriterien, so dass die Faktoren Geschlecht, Gewicht, Größe und Alter in die Berechnung mit einfließen:

Frau: 655 + (9,5 x Gewicht in kg) + (1,9 x Größe in cm) – (4,7 x Alter in Jahren)

Mann: 66 + (13,8 x Gewicht in kg) + (5,0 x Größe in cm) – (6,8 x Alter in Jahren)

Tägliche Sportaktivitäten sind natürlich auch in die Bilanz mit einzuberechnen. Halte also deine tägliche Kalorienbilanz ebenfalls im Auge und versuche etwa 250kcal darunter zu liegen. Natürlich ist auch mehr möglich aber dieser Wert liegt in einem gesunden Bereich.

Ballaststoffe - wichtig bei der Low Carb Diät

Wenn Du auf Kohlenhydrate verzichtest, kann es zu Beginn vorkommen, dass Dein Darm etwas träge wird. Wichtig ist, dass Du wirklich genug trinkst, dennoch kann es sein, dass Du unter Verstopfung leidest. Hier hilft Weizenkleie ganz hervorragend. Für einen tollen Snack am Vormittag oder zur Jause während der Arbeit kannst Du ein Joghurt mit 1 TL Weizenkleie genießen. Dieses Joghurt kannst Du, je nach Bedarf mit etwas Süßstoff abschmecken. Falls Du es lieber pikant magst, rühr Dir eine Prise hochwertiges Kräutersalz und eine Prise Cayenne Pfeffer in das Joghurt.

Low Carb im Restaurant oder bei Einladungen

Nur weil Du abnehmen möchtest, musst Du nicht auf Dein soziales Leben verzichten. Wenn Du eingeladen bist, dann nimm doch Dein eigenes, vorbereitetes Essen mit und ihr könnt so trotzdem gemeinsam essen. Im Restaurant greifst Du am besten zu einem schönen Steak, das in wenig fett gegrillt wurde. Lass jedoch die Saucen und auch Kräuterbutter weg, da dort oft viel versteckter Zucker enthalten ist. Stattdessen genieße ein schönes Spiegelei zu deinem Steak und lass Dir einen grünen Salat bringen, den Du nur mit etwas Essig, Öl, Salz und Pfeffer marinierst. Auch Garnelen, Fisch und Geflügel sind immer Low Carb tauglich - sofern diese ohne Saucen zubereitet werden. Zum trinken gibt es Mineralwasser oder Soda. Du kannst Dir aber auch Diät Cola bestellen, oder Du greifst zu Tee. An heißen Tagen bestellst Du Dir zu Deinem Tee ein großes Glas Eiswürfel und kippst den Tee über das Eis. So zauberst Du Dir im Handumdrehen Deinen eigenen und gesunden Eistee. Den darfst Du natürlich mit Süßstoff süßen. Honig ist während Deiner Low Carb Diät tabu.

Tolle Ideen für Low Carb Frühstück

Mit diesen Frühstücks Ideen bist Du für Deine 30 Tage Low Carb Challenge bestens gerüstet. Während der üblichen Low Carb Diäten ist die Auswahl meist zwischen Eiern und Joghurt nicht gerade abwechslungsreich. Mit diesen Rezepten kommen auch Feinschmecker auf ihre Kosten und ein guter und vitaler Start in den Tag ist Dir garantiert. Wichtig ist, dass Du nach einem gesunden Frühstück auch wirklich satt bist, und nicht schon nach 2 Stunden wieder zu Snacks greifen musst.

Gefüllte Käsekipferl

Vorbereitungszeit: 15 Minuten Ruhezeit: 30 Minuten Backzeit: 20 Minuten

Kalorien: 454,2 kcal | Eiweiß: 34,6 Gramm | Fett: 32,6 Gramm | Kohlenhydrate: 5,6 Gramm

Zutaten für 2 Kipferl:

30 Gramm Quark, 15 Gramm Hüttenkäse, 30 Gramm weiche Butter, 50 Gramm Mandelmehl, Salz, weißer Pfeffer, 1/2 TL Olivenöl

Für die Fülle:

40 Gramm Käse, 1/2 TL Koriander gehackt (oder Kräuter nach Wahl)

Zubereitung:

Quark, Hüttenkäse, Butter und Mandelmehl gut verkneten. Salz, Pfeffer und Olivenöl einarbeiten. Den Teig abdecken und im Kühlschrank für etwa 30 Minuten ruhen lassen. herausnehmen und durchkneten. Auf 3 mm ausrollen und in 2 Dreiecke teilen. Den Teig mit Käse und Kräutern bestreuen und zu Kipferl einrollen. Ein Backblech mit Backpapier auslegen, den Ofen auf 170° Celsius vorheizen und die Kipferl für 20 Minuten bei Ober,- und Unterhitze backen. Für einen goldenen Glanz der Kipferl sorgst Du, wenn Du den Teig vor dem Backen mit einem verquirlten Ei bestreichst.

Eiweißbrot

Vorbereitungszeit: 10 Minuten Backzeit: 50 Minuten

Kalorien pro Scheibe: 48,9 kcal | Eiweiß: 5 Gramm | Fett: 8 Gramm | Kohlenhydrate: 2,8 Gramm

Zutaten für ein Brot mit etwa 12 Scheiben:

3 Eier, 2 Eiweiß, 300 Gramm Quark, 100 Gramm Mandelmehl, 60 Gramm Haferkleie, 5 Gramm Flohsamenschalen, 1/2 TL Backpulver, Himalaya Salz, Muskat gerieben

Zubereitung:

Alle Zutaten gut verrühren und zu einem sämigen Teig verarbeiten. Eine Kastenform mit Backpapier auslegen und den Teig einfüllen. Die Kastenform sollte die Maße 25 cm x 11 cm haben. Das Brot in den auf 170° Celsius vorgeheizten Ofen schieben und bei Ober,- und Unterhitze für 50 Minuten backen.
Das Brot im Kühlschrank aufbewahren, dann bleibt es eine Woche frisch. Du kannst die einzelnen Scheiben auch bequem einfrieren und täglich rasch im Toaster aufbacken.

Low Carb Nußbrot

Vorbereitungszeit: 10 Minuten Ruhezeit: 20 Minuten Backzeit: 40 Minuten

Kalorien pro Scheibe: 75,9 kcal | Eiweiß: 3,9 Gramm | Fett: 5,7 Gramm | Kohlenhydrate: 2,3 Gramm

Zutaten für ein Brot mit etwa 12 Scheiben:

150 Gramm Quark, 50 Gramm Joghurt, 4 Eier, 4 EL Haferkleie, 2 EL Chia Samen, 2 EL Walnüsse gehackt, 2 EL Cashew Nüsse gehackt, 2 EL Sonnenblumen Kerne, 2 TL Leinsamen, 1 Packung Backpulver, 60 Gramm Mandelmehl, 1/2 TL Himalaya Salz

Zubereitung:

Alle Zutaten zu einem Brotteig verkneten. Den Teig abdecken und bei Zimmertemperatur für 20 Minuten quellen lassen. Eine Kastenform mit den Maßen 25 cm x 11 cm mit Backpapier auslegen und den Teig einfüllen. In das auf 170° Celsius vorgeheizte Backrohr schieben und das Brot für 40 Minuten bei Ober,- und Unterhitze backen. Das Brot in Kühlschrank aufbewahren oder portionsweise einfrieren. So hast Du jeden Tag eine tolle Scheibe Brot zur Hand.

Low Carb Haselnuss Aufstrich a la Nutella

Vorbereitungszeit: 5 Minuten

Kalorien: 90,5 kcal | Eiweiß: 5,2 Gramm | Fett: 6,9 Gramm | Kohlenhydrate: 1,9 Gramm

Zutaten für eine Portion:

1 EL Haselnuss Mus ohne Zuckerzusatz, 1 EL Whey Pulver mit Schokogeschmack, 1/2 TL doppelt entölter Kakao, 1 EL Mandelmilch, 1/2 TL Xylit oder Süßstoff nach Bedarf

Zubereitung:

Alle Zutaten mit dem Schneebesen gut verrühren. Du kannst das Haselnuss Mus auch selbst im Mixer oder Mörser herstellen. Dazu einfach Nüsse mit etwas Butter mixen. Das Low Carb Nutella ist ein toller Brotaufstrich und ideal für alle Schleckermäuler.

Pochiertes Ei mit knusprigem Bacon

Vorbereitungszeit: 2 Minuten Kochzeit: 5 Minuten

Kalorien: 172,9 kcal | Eiweiß: 13,2 Gramm | Fett: 11,3 Gramm | Kohlenhydrate: 4,6 Gramm

Zutaten für eine Portion:

1 Ei, 3 Scheiben Bauchspeck, 1 TL Schnittlauch Röllchen, Salz und Pfeffer, 1 Schuss Essig

Zubereitung:

In einem Topf Wasser zum Kochen bringen und mit einem ordentlichen Schuss Essig würzen. Einen Strudel im Wasser erzeugen und das Ei hineinschlagen. Für 3 Minuten pochieren lassen und aus dem Wasser nehmen. Den Speck in einer beschichteten Pfanne ohne Öl knusprig braten, zusammen mit dem Ei anrichten, salzen, pfeffern und mit Schnittlauch bestreuen.

Saftige Low Carb Schinken Muffins

Vorbereitungszeit: 6 Minuten Backzeit: 15 Minuten

Kalorien für 2 Muffins: 193,6 kcal | Eiweiß: 19,7 Gramm | Fett: 10 Gramm | Kohlenhydrate: 6,2 Gramm

Zutaten für 2 Muffins:

1 Ei, 30 Gramm Mandelmehl, 1 EL Joghurt, 20 Gramm Putenschinken, 1 TL Petersilie gehackt, Salz und Pfeffer

Zubereitung:

Das Ei trennen und das Eiweiß zu einem steifen Eischnee verarbeiten. Das Eigelb mit dem Dotter und dem Joghurt glatt rühren. Den Schinken in Würfel schneiden und zusammen mit der Petersilie in die Dottermasse rühren. Salzen und pfeffern und behutsam den Schnee unterheben. Die Masse in 2 Muffin-Formen füllen. Das Backrohr auf 170° Celsius vorheizen und die Muffins bei Ober,- und Unterhitze für etwa 15 Minuten backen. Du kannst die Muffins auch mit Käse oder Speck zubereiten.

Low Carb Haferkleie Fladen

Vorbereitungszeit: 5 Minuten Backzeit: 10 Minuten

Kalorien für 2 Fladen: 135,5 kcal | Eiweiß: 10,4 Gramm | Fett: 9,1 Gramm | Kohlenhydrate: 3 Gramm

Zutaten für 2 Fladen:

1 Ei, 30 Gramm Sahnequark, 1 Prise Backpulver, 1 Prise Himalaya Salz, 1 TL Haferkleie

Zubereitung:

Das Ei trennen und das Eiweiß zu einem steifen Schnee verarbeiten. Den Dotter mit dem Quark und dem Backpulver verrühren und salzen. Den Schnee behutsam unterrühren. Auf einem mit Backpapier ausgelegten Blech mit dem Löffel 2 Fladen formen. Mit der Haferkleie bestreuen. Das Backrohr auf 170° Celsius vorheizen und die Fladen bei Ober,- und Unterhitze für 10 Minuten backen.

Fruchtiges Joghurt mit Beeren

Zubereitungszeit: 5 Minuten

Kalorien: 134,5 kcal | Eiweiß: 7,9 Gramm | Fett: 5,3 Gramm | Kohlenhydrate: 13,8 Gramm

Zutaten für eine Portion:

150 Gramm Joghurt, 1 Spritzer Süßstoff, 60 Gramm Beeren frisch oder TK, 3 Blätter Zitronenmelisse

Zubereitung:

Das Joghurt mit dem Süßstoff glatt rühren, die Beeren unterrühren und mit der gehackten Zitronenmelisse bestreuen. Du kannst Erdbeeren, Johannisbeeren, Blaubeeren oder Brombeeren verwenden.

Omelette mit Speck und Champignons

Vorbereitungszeit: 4 Minuten Kochzeit: 5 Minuten

Kalorien: 193,8 kcal | Eiweiß: 15,8 Gramm | Fett: 13,8 Gramm | Kohlenhydrate: 1,6 Gramm

Zutaten für eine Portion:

10 Gramm Speck gewürfelt, 1/2 Schalotte, 20 Gramm Champignons, 2 Eier, 2 EL Buttermilch, 1 TL Kerbel gehackt, Salz und Pfeffer

Zubereitung:

Die Eier mit der Buttermilch und dem gehackten Kerbel verrühren und dezent salzen und pfeffern. Den Speck in einer beschichteten Pfanne ohne Fett braten, Schalotte und Champignons zerkleinern und hinzufügen. Mit der Eimasse übergießen, Deckel auf die Pfanne setzen und die Pfanne nach einer Minute vom Herd nehmen. Für 3 Minuten ohne Hitze ziehen lassen, aus der Pfanne nehmen und servieren.

Parmesan Brötchen

Vorbereitungszeit: 5 Minuten Ruhezeit: 10 Minuten
Backzeit: 20 Minuten

Kalorien für 2 Brötchen: 313,2 kcal | Eiweiß: 25,9 Gramm | Fett: 16,4 Gramm | Kohlenhydrate: 15,5 Gramm

Zutaten für 2 Brötchen:

40 Gramm Quark, 1 Ei, 2 EL Mandelmehl, 2 EL Haferkleie, 1 Prise Backpulver, Salz und Pfeffer, 1 EL fein geriebener Parmesan, 1 TL Olivenöl

Zubereitung:

Alle Zutaten außer dem Parmesan gut verrühren. Für 10 Minuten bei Zimmertemperatur quellen lassen. Ein Backblech mit Backpapier auslegen und mit nassen Händen aus dem weichen Teig zwei Brötchen formen und auf das Blech setzen. Mit Parmesan bestreuen. Den Ofen auf 170° Celsius vorheizen und die Brötchen bei Ober,- und Unterhitze für 20 Minuten backen.

Die 30 Tage Low Carb Challenge

Hier findest Du nun 60 Rezepte für leckere Mittagessen und Abendessen. Du kannst natürlich die Tage untereinander vertauschen, solltest dabei jedoch immer die Bilanz von Kohlenhydraten und Kalorien im Auge behalten. Wenn Dir ein Gericht besonders gut schmeckt, kannst Du es auch an mehreren Tagen essen, und dafür ein Gericht streichen, das vielleicht nicht ganz so Deinem Geschmack entspricht. Garantiert aber wirst Du schon nach kurzer zeit bemerken, wie die Kilos purzeln und Du dabei niemals hungrig bist. Das Gute an einer Low Carb Diät ist, dass man sich wirklich satt essen kann. Wichtig ist, dass Du wirklich jeden tag mindestens drei Mahlzeiten zu Dir nimmst. Nur so hältst Du wirklich durch und Heißhunger Attacken haben so gut wie keine Chance.

1. Tag:

Salat mit Möhren Muffin

Vorbereitungszeit: 8 Minuten Backzeit: 12 Minuten

Kalorien: 269,2 kcal | Eiweiß: 16,3 Gramm | Fett: 18,8 Gramm | Kohlenhydrate: 8,7 Gramm

Zutaten für eine Portion:

30 Gramm Eisbergsalat, 20 Gramm Radicchio, 1/2 kleine Gurke, 1 Tomate, 1/2 Paprika gelb, Salz und Pfeffer, 2 EL Apfelessig, 3 EL Wasser, 1 EL Walnuss Öl

Für den Muffin:

1 Ei, 30 Gramm Quark, 1 EL Mandelmehl, 1 EL Haselnüsse gerieben, 10 Gramm Möhren fein gerieben, Salz und Pfeffer

Zubereitung:

Die Salate und Gemüse schneiden und raspeln und mit einer Marinade aus Apfelessig, Wasser, Walnuss Öl, Salz und Pfeffer anmachen.
Für den Muffin das Ei schaumig schlagen und mit dem Quark glatt rühren. Mandelmehl, Haselnüsse und Möhren einarbeiten, mit Salz und Pfeffer abschmecken und die Masse in ein Muffin Förmchen füllen. Den Ofen auf 170° Celsius vorheizen und den Muffin bei Ober,- und Unterhitze für 12 Minuten backen. Herausnehmen und zusammen mit dem Salat genießen.

Aromatischer Fischeintopf

Vorbereitungszeit: 10 Minuten Kochzeit: 12 Minuten

Kalorien: 158 kcal | Eiweiß: 21,5 Gramm | Fett: 5,6 Gramm | Kohlenhydrate: 5,4 Gramm

Zutaten für eine Portion:

1/4 Möhre gelb, 1/2 Stange Staudensellerie, 20 Gramm Lauch, 20 Gramm Fenchel, 60 Gramm Seelachs, 2 Garnelen geputzt und ohne Schale, 40 Gramm Tintenfisch, 1/2 TL Tomatenmark ohne Zuckerzusatz, 1/2 TL indisches Currypulver gelb, Saft einer halben Zitrone, 150 ml Brühe, 1 TL Kerbel gehackt, 1 TL Estragon gehackt, Salz und Pfeffer, 1 EL Olivenöl

Zubereitung:

Das Gemüse in mundgerechte, kleine Stücke schneiden und im Olivenöl anschwitzen. Das Tomatenmark und Currypulver hinzufügen und leicht mitrösten. Mit Zitronensaft ablöschen und mit Brühe aufgießen. Seelachs, Tintenfisch und Garnelen klein schneiden und ebenfalls in die Pfanne geben. Für 8 Minuten köcheln lassen, Kräuter hinzufügen, mit Salz und Pfeffer abschmecken und für 2 Minuten ohne Hitze durchziehen lassen.

2. Tag:

Steirischer Backhendl Salat

Vorbereitungszeit: 10 Minuten Kochzeit: 5 Minuten

Kalorien: 586,3 kcal | Eiweiß: 52,9 Gramm | Fett: 36,7 Gramm | Kohlenhydrate: 11,1 Gramm

Zutaten für eine Portion:

100 Gramm Hühnerbrust ohne Haut, 1 EL Mandelmehl, 1 Ei, 2 EL Kürbiskerne gehackt, 60 Gramm Feldsalat, 2 Radieschen, 1/4 Paprika gelb, 1/4 Paprika rot, 3 Kirschtomaten, 2 EL Apfelessig, 3 EL Wasser, 2 EL Kürbiskern Öl, Salz und Pfeffer

Zubereitung:

Die Hühnerbrust in daumengroße Streifen schneiden, salzen und pfeffern. Durch das Mehl ziehen, das Ei verquirlen und die Hühnchen ebenfalls durchziehen. In den Kürbiskerne panieren und die gehackten Kerne gut andrücken. Auf eine Backgitter legen, den Ofen auf 180° Celsius vorheizen und das Huhn für 6 Minuten backen. Den Feldsalat von den Wurzeln befreien und gut waschen. Die Radieschen fein hobeln, Paprika in Würfel schneiden und die Kirschtomaten halbieren. Den Apfelessig mit Wasser, Kürbiskern Öl, Salz und Pfeffer verrühren und den Salat damit marinieren. Auf einem Teller anrichten und mit den Hühnerstreifen belegen.

Saftiges Steak mit Zwiebel und Speck

Vorbereitungszeit: 5 Minuten Kochzeit: 14 Minuten

Kalorien: 298 kcal | Eiweiß: 44,2 Gramm | Fett: 12 Gramm | Kohlenhydrate: 2,8 Gramm

Zutaten für eine Portion:

180 Gramm Steak aus der Rinderhüfte, 1 Zweig Rosmarin, 2 Zweige Thymian, 1 rote Zwiebel, 2 Knoblauchzehen, 30 Gramm Bauchspeck gewürfelt, 1/2 TL Majoran, Abrieb einer halben, unbehandelten Bio Limette, 80 ml Brühe, Salz und Pfeffer

Zubereitung:

Das Steak salzen und pfeffern und in einer Grillpfanne ohne Fett auf jeder Seite für 90 Sekunden anbraten. Mit Rosmarin und Thymian in eine Alufolie wickeln und in den 90° Celsius heißen Ofen geben. Für 10 bis 11 Minuten fertig garen. Den Speck ohne Fett in der Pfanne auslassen. Zwiebel und Knoblauch in Scheiben schneiden und mit dem Speck mitrösten. Majoran und Limettenabrieb dazu geben, mit der Brühe aufgießen und mit Salz und Pfeffer abschmecken. Zusammen mit dem Steak anrichten.

3. Tag:

Thailändische Tom Yam Gung Suppe mit Garnelen

Vorbereitungszeit: 3 Minuten Kochzeit: 6 Minuten

Kalorien: 54,1 kcal | Eiweiß: 10,5 Gramm | Fett: 0,9 Gramm | Kohlenhydrate: 1 Gramm

Zutaten für eine Portion:

3 Garnelen geputzt und ohne Schale, 3 Cherry Tomaten, 3 Champignons, 1 TL rote Curry Paste aus dem Asia Shop, 200 ml Brühe, 2 Limettenblätter, 2 dünne Scheiben Galangal (thailändischer Ingwer), Sojasauce, Fischsauce, 1 Spritzer Süßstoff

Zubereitung:

Die Curry Paste im Wok ohne Öl anrösten und mit der Brühe aufgießen. Mit dem Schneebesen gut durchrühren, bis sich die Paste vollständig aufgelöst hat. Limettenblätter und Galangal hinzugeben und einmal kurz aufkochen. Die Garnelen mitkochen, Cherry Tomaten halbieren und hinzugeben und Champignons vierteln und ebenfalls in den Wok geben. Insgesamt für 6 Minuten kochen, mit Sojasauce, Fischsauce und Süßstoff abschmecken und genießen. Wer es etwas milder möchte, verwendet nur einen halben TL Curry Paste oder rundet die Suppe mit 2 EL Kokosmilch ab.

Griechische Lammspieße

Vorbereitungszeit: 10 Minuten Kochzeit: 10 Minuten

Kalorien: 278,7 kcal | Eiweiß: 30,5 Gramm | Fett: 16,3 Gramm | Kohlenhydrate: 2,5 Gramm

Zutaten für eine Portion:

120 Gramm Lammfilet, 50 Gramm Schafskäse schnittfest, 2 Schalotten, Salz und Pfeffer, Rosmarin, Thymian, 1 EL Olivenöl

Für den Dip:

30 Gramm Auberginen, 1 EL Quark, 2 schwarze Oliven, 1 Knoblauchzehe, 1 TL Olivenöl, Salz und Pfeffer

Zubereitung:

Rosmarin, Thymian, Salz, Pfeffer und Olivenöl gut verrühren. Lamm und Schafskäse in gleichgroße Stücke schneiden und zusammen mit den Schalotten abwechselnd auf einen Spieß stecken. Mit der Marinade bepinseln und auf ein Backgitter legen. Im 180° heißen Ofen für etwa 8 Minuten garen. Die Auberginen ebenfalls für 3 Minuten in den Ofen legen, herausnehmen, von der Schale befreien und mit der Gabel zerdrücken. Mit Quark, klein geschnittenen Oliven, gepresstem Knoblauch und Olivenöl glatt rühren, mit Salz und Pfeffer würzen und zusammen mit dem Spieß anrichten.

4. Tag:

Knusprige Ente mit Sprossen

Vorbereitungszeit: 5 Minuten Kochzeit: 15 Minuten

Kalorien: 372 kcal | Eiweiß: 20,1 Gramm | Fett: 29,6 Gramm | Kohlenhydrate: 6,3 Gramm

Zutaten für eine Portion:

130 Gramm Barbarie Entenbrust, 1 Schalotte, 1 Knoblauchzehe, 1 Messerspitze Ingwer frisch, fein gerieben, 100 ml Brühe, 20 Gramm Sojasprossen, 1 TL Sojasauce dunkel, 1/2 TL Austernsauce dickflüssig, Salz und Pfeffer

Zubereitung:

Die Ente auf der Hautseite in die kalte Pfanne legen, salzen und pfeffern. Auf der Herdplatte für fünf Minuten das Fett auslassen, die Ente wenden und weitere 2 Minuten braten. Aus der Pfanne nehmen und auf das Backgitter legen. Im 180° heißen Ofen für weitere 8 Minuten fertig garen. In etwas Entenfett die klein geschnittene Schalotte mit dem gehackten Knoblauch und dem Ingwer anschwitzen. Mit der Brühe aufgießen, mit Sojasauce und Austernsauce abschmecken und kurz vor dem Anrichten die Sojasprossen hinzufügen. Die Ente auf den Sprossen servieren.

Knoblauchgarnelen auf buntem Salat

Vorbereitungszeit: 8 Minuten Kochzeit: 3 Minuten

Kalorien: 237,2 kcal | Eiweiß: 26,9 Gramm | Fett: 11,2 Gramm | Kohlenhydrate: 7,2 Gramm

Zutaten für eine Portion:

130 Gramm Garnelen geputzt und ohne Schale, 4 Knoblauchzehen, 1 EL Butter, 1 TL Koriander grob gehackt, Saft einer halben Zitrone, Salz und Pfeffer

Für den Salat:

1/4 Paprika gelb, 1/4 Paprika rot, 10 Gramm Sojasprossen, 1 Tomate, 1/2 Stange Staudensellerie, 2 EL Apfelessig, 1 TL Olivenöl, Salz und Pfeffer

Zubereitung:

Die Garnelen mit dem in Scheiben geschnittenen Knoblauch für 3 Minuten in Butter rundherum braten. Mit Zitronensaft ablöschen, salzen und pfeffern und mit Koriander durchschwenken.
Die Paprika würfeln, Tomate achteln, Staudensellerie in Scheiben schneiden und zusammen mit den Sojasprossen mit einer marinade aus Apfelessig, Olivenöl, Salz und Pfeffer anrichten. Die Garnelen auf dem Salat servieren.

5. Tag:

Rotes Thai Curry mit Fisch

Vorbereitungszeit: 5 Minuten Kochzeit: 8 Minuten

Kalorien: 294,9 kcal | Eiweiß: 21,3 Gramm | Fett: 21,8 Gramm | Kohlenhydrate: 4,5 Gramm

Zutaten für eine Portion:

100 Gramm Seelachs Filet, 1 TL Currypaste rot aus dem Asia Shop, 1/4 Zucchini, 1/2 Paprika rot, 1 Chilli, 50 ml Brühe, 100 ml Kokosmilch, 1/2 Bund Koriander, 4 Blatt Thai Basilikum, Saft einer halben Limette, Spritzer Süßstoff, Sojasauce, Fischsauce

Zubereitung:

Die Currypaste im Wok ohne Öl anrösten und mit der Brühe aufgießen. Mit dem Schneebesen durchrühren, damit sich die Paste vollständig auflöst. Zucchini, Paprika und Chilli klein schneiden, den Fisch würfeln und alles in die Brühe geben. Mit Koriander, Thai Basilikum, Limettensaft und Süßstoff aromatisieren, mit Kokosmilch verfeinern und mit Sojasauce und Fischsauce abschmecken. Für insgesamt 8 Minuten köcheln lassen und servieren.

Gefüllte Hühnerbrust mit Nüssen und Frischkäse

Vorbereitungszeit: 5 Minuten Kochzeit: 20 Minuten

Kalorien: 291,8 kcal | Eiweiß: 45,8 Gramm | Fett: 11,4 Gramm | Kohlenhydrate: 1,5 Gramm

Zutaten für eine Portion:

1 Hühnerbrust ohne Haut (ca. 140 Gramm), 1 EL Walnüsse geröstet und gehackt, 1 EL Frischkäse, etwas Zitronen Abrieb, 2 Blätter Basilikum, Salz und Pfeffer

Zubereitung:

In die Hühnerbrust mit einem scharfen Messer eine Tasche schneiden. Die Nüsse mit dem Frischkäse, dem Abrieb, dem gehackten Basilikum, Salz und Pfeffer verrühren und in die Tasche der Hühnerbrust füllen. Mit einem Zahnstocher verschließen und das Fleisch auf ein Backgitter legen. Im 200° Celsius heißen Ofen für 10 Minuten garen, die Hitze auf 150° Celsius reduzieren und weitere 10 Minuten garen.

6. Tag:

Gebackene Schweineleber auf Salat

Vorbereitungszeit: 8 Minuten Kochzeit: 3 Minuten

Kalorien: 425,3 kcal | Eiweiß: 45,3 Gramm | Fett: 24,5 Gramm | Kohlenhydrate: 5,9 Gramm

Zutaten für eine Portion:

130 Gramm Schweineleber, 1 EL Mandelmehl, 1 Ei, 2 EL Mandeln gerieben, Salz und Pfeffer, etwas Öl zum Braten

Für den Salat:

1 Stange Staudensellerie, 3 Radieschen, 2 EL Hüttenkäse, Saft einer halben Zitrone, 1 TL Schnittlauch, Salz und Pfeffer

Zubereitung:

Die Leber ganz vorsichtig klopfen, salzen und pfeffern. Im Mandelmehl wälzen und durch das verquirlte Ei ziehen. Mit den geriebenen Mandeln panieren und die Mandeln gut andrücken. In etwas Öl in einer heißen Pfanne von beiden Seiten für 3 Minuten backen.
Den Staudensellerie in Ringe schneiden und die Radieschen hobeln. Mit dem Hüttenkäse, Zitronensaft, Schnittlauch, Salz und Pfeffer vermengen und mit der Schweineleber anrichten.

Klassisches Pfeffersteak

Vorbereitungszeit: 3 Minuten Kochzeit: 15 Minuten

Kalorien: 232,1 kcal | Eiweiß: 35,9 Gramm | Fett: 22,3 Gramm | Kohlenhydrate: 4,2 Gramm

Zutaten für eine Portion:

180 Gramm Filet vom Rind, 1 Schalotte, 1 Knoblauchzehe, 1 TL eingelegter grüner Pfeffer, 1/2 TL Apfelessig, 50 ml Brühe, 50 ml Sahne, 2 TL Olivenöl, Salz und Pfeffer

Zubereitung:

Das Filet salzen und pfeffern und in etwas Öl in der Pfanne auf beiden Seiten je 1,5 Minuten grillen. Im Backrohr bei 100° Celsius für 12 Minuten fertig garen. Die Schalotte und Knoblauch klein schneiden und mit dem restlichen Olivenöl in der Steakpfanne anschwitzen. Die Pfefferkörner hinzufügen und mit dem Essig ablöschen. Mit der Brühe aufgießen, aufkochen lassen und mit der Sahne verfeinern. Einreduzieren lassen, mit Salz und Pfeffer abschmecken und das fertig gegarte Steak kurz in der Sauce schwenken.

7. Tag:

Salat mit Schinken und Käse-Röllchen

Vorbereitungszeit: 8 Minuten Kochzeit: 5 Minuten

Kalorien: 369,4 kcal | Eiweiß: 23,7 Gramm | Fett: 26,2 Gramm | Kohlenhydrate: 9,7 Gramm

Zutaten für eine Portion:

50 Gramm Lollo Rosso Salat, 50 Gramm Eisberg Salat, 30 Gramm Kohlrabi gerieben, 20 Gramm Möhren gehobelt, 3 Gewürzgurken ohne Zuckerzusatz, 3 Scheiben Putenschinken, 3 Scheiben Käse, 1 EL Frischkäse, 1 Ei, 1 EL Mandelmehl, 1 EL Milch, 3 EL Walnüsse fein gerieben, 2 EL Apfelessig, 3 EL Wasser, 2 EL Walnuss Öl, Salz und Pfeffer, 1 Spritzer Süßstoff

Zubereitung:

Den Schinken mit dem Frischkäse bestreichen, mit dem Käse belegen und einrollen. Die Röllchen im Mandelmehl wälzen. Das Ei mit der Milch verquirlen und die Röllchen durchziehen. In den Walnüssen panieren und auf ein mit Backpapier ausgelegtes Blech legen. Bei 180° Celsius für 5 Minuten bei Umluft backen. Die Salate klein schneiden und mit Kohlrabi, Möhren und klein geschnittenen Gewürzgurken vermischen. Apfelessig, Wasser, Walnuss Öl, Salz, Pfeffer und Süßstoff zu einer Marinade verrühren und den Salat damit anmachen. Die Röllchen aus dem Ofen nehmen und auf dem Salat anrichten.

Hühner Frikassee

Vorbereitungszeit: 5 Minuten Kochzeit: 18 Minuten

Kalorien: 236 kcal | Eiweiß: 39,9 Gramm | Fett: 6,4 Gramm | Kohlenhydrate: 4,7Gramm

Zutaten für eine Portion:

120 Gramm Hühnerbrust ohne Haut, 1/2 Möhre, 40 Gramm Kohlrabi, 2 Stangen Spargel grün, 150 ml Brühe, 3 EL saure Sahne, 2 Lorbeerblätter, Abrieb einer halben, unbehandelten Bio Zitrone, Salz und Pfeffer

Zubereitung:

Alle Zutaten in mundgerechte Stücke schneiden. In der Brühe mit den Lorbeerblättern und dem Abrieb für 15 Minuten bei mittlerer Hitze köcheln. Mit Salz und Pfeffer abschmecken, die saure Sahne einrühren drei weitere Minuten simmern lassen und anrichten.

8. Tag:

Rindfleisch mit Ingwer

Vorbereitungszeit: 5 Minuten Kochzeit: 6 Minuten

Kalorien: 321 kcal | Eiweiß: 37,3 Gramm | Fett: 16,8 Gramm | Kohlenhydrate: 5,2 Gramm

Zutaten für eine Portion:

130 Gramm Beiried, 2 cm Ingwer frisch, 1/2 rote Zwiebel, 1 Zweig Thymian, 1 EL Pinienkerne geröstet, 40 Gramm Bambussprossen in Streifen, 100 ml Brühe, 1 EL Schmand, Salz und Pfeffer

Zubereitung:
Das Fleisch und den Ingwer in Streifen und die Zwiebel in Scheiben schneiden. Zusammen in einer beschichteten Pfanne ohne Fett anrösten. Mit der Brühe aufgießen und Thymian, Pinienkerne und Bambussprossen hinzugeben. Für etwa 2 Minuten köcheln lassen. Mit Salz und Pfeffer abschmecken und mit dem Schmand verfeinern.

Grüner Spargel in Kräuter-Sauce

Vorbereitungszeit: 4 Minuten Kochzeit: 10 Minuten

Kalorien: 146,4 kcal | Eiweiß: 5,5 Gramm | Fett: 10,4 Gramm | Kohlenhydrate: 7,7 Gramm

Zutaten für eine Portion:

180 Gramm grüner Spargel, 1 TL Butter, 1 Schalotte, 1 EL Apfelessig, 50 ml Brühe, 50 ml Sahne, 1/2 TL Kerbel gehackt, 1/2 TL Estragon gehackt, 1/2 TL Schnittlauch in Röllchen, Salz und Pfeffer

Zubereitung:

Die unteren Enden des Spargels abschneiden und der Länge nach halbieren. Die Schalotte würfeln und zusammen mit dem Spargel in Butter glasig anschwitzen. Mit dem Apfelessig ablöschen und mit der Brühe aufgießen. Für etwa 5 Minuten bei mittlerer Hitze köcheln lassen, die Sahne einrühren, mit den Kräutern verfeinern und mit Salz und Pfeffer abschmecken.

9. Tag:

Schweinefilet mit Pilzhaube

Vorbereitungszeit: 8 Minuten Kochzeit: 15 Minuten

Kalorien: 321,4 kcal | Eiweiß: 37,7 Gramm | Fett: 17,4 Gramm | Kohlenhydrate: 3,5 Gramm

Zutaten für eine Portion:

150 Gramm Schweinefilet, 1 Schalotte, 30 Gramm Pfifferlinge, 20 Gramm Steinpilze, 1 TL Walnüsse fein gerieben, 1 EL Frischkäse, 1 TL Petersilie gehackt, 1 Spritzer Zitronensaft, 1 TL Olivenöl, 1 TL Butter, Salz und Pfeffer

Zubereitung:

Das Filet in drei gleich große Medaillons schneiden, mit dem Handrücken leicht flach drücken und salzen und pfeffern. Im Olivenöl von beiden Seiten für je 2 Minuten anbraten. Ein Backblech mit Backpapier auslegen und die Medaillons darauf legen. Die Schalotte, Pfifferlinge und Steinpilze fein hacken und in Butter leicht anschwitzen. Nun die Walnüsse, den Frischkäse und die Petersilie dazu geben und gut verrühren. Mit dem Zitronensaft, Salz und Pfeffer abschmecken und die Masse auf den Fleischstücken verteilen. In den 170° Celsius heißen Ofen schieben und für 8 Minuten überbacken.

Wildragout

Vorbereitungszeit: 12 Minuten Kochzeit: 1 Stunde

Kalorien: 269,9 kcal | Eiweiß: 26,1 Gramm | Fett: 10,7 Gramm | Kohlenhydrate: 17,3 Gramm

Zutaten für eine Portion:

150 Gramm Hirsch aus der Oberschale, 1/2 Zwiebel, 15 Gramm Möhren gelb, 15 Gramm Sellerie, 15 Gramm Petersilienwurzel, 1 TL Tomatenmark ohne Zuckerzusatz, 2 EL Himbeer Essig, 100 ml Apfelsaft frisch gepresst oder ohne Zuckerzusatz, 100 ml Brühe, 2 Lorbeerblätter, 4 Wacholder Körner, 1 Prise Lebkuchen Gewürz, 30 ml Sahne, Salz und Pfeffer, 1 EL Pflanzenöl

Zubereitung:

Den Hirsch in etwa 2 cm große Würfel schneiden und im heißen Öl anrösten. Zwiebel, Möhren, Sellerie und Petersilienwurzel in sehr kleine Würfel schneiden und zum Fleisch in die Pfanne geben. Dunkel mitrösten, Tomatenmark beifügen und weiter rösten. Mit dem Himbeer Essig ablöschen und mit dem Apfelsaft aufgießen. Die Flüssigkeit während des Kochens auf die Hälfte einreduzieren lassen und mit der Brühe aufgießen. Lorbeerblätter und Wacholder hinzugeben, mit Lebkuchen Gewürz verfeinern und für etwa 30 Minuten weich kochen. Mit Salz und Pfeffer abschmecken und mit der Sahne verfeinern.

10. Tag:

Zucchini Spaghetti a la Arabiata

Vorbereitungszeit: 5 Minuten Kochzeit: 5 Minuten

Kalorien: 109,3 kcal | Eiweiß: 5,4 Gramm | Fett: 6,9 Gramm | Kohlenhydrate: 6,4 Gramm

Zutaten für eine Portion:

1 Zucchini, 1/2 Zwiebel, 15 Gramm Bacon gewürfelt, 1 Knoblauchzehe, 100 Gramm Dosentomaten ohne Zuckerzusatz, 2 Chilli rot, 1/2 EL Basilikum gehackt, 1 TL Petersilie gehackt, 1 TL Olivenöl, Salz und Pfefer, Parmesan zum Bestreuen

Zubereitung:

Mit dem Sparschäler die Zucchini zu Nudeln verarbeiten. Zwiebel, Knoblauch und Chilli klein schneiden und zusammen mit dem Speck im Olivenöl anrösten. Mit den Tomaten aus der Dose aufgießen. Die Zucchini Nudeln hinzugeben und für etwa 2 Minuten mitköcheln lassen. Basilikum und Petersilie unterrühren und mit Salz und Pfeffer abschmecken. Vor dem Servieren nach Bedarf mit Parmesan bestreuen.

Wiener Suppentopf

Vorbereitungszeit: 10 Minuten Kochzeit: 60 Minuten

Kalorien: 291,1 kcal | Eiweiß: 32,2 Gramm | Fett: 15,5 Gramm | Kohlenhydrate: 5,7 Gramm

Zutaten für eine Portion:

100 Gramm Rinderbrust,(Tafelspitz), 40 Gramm Möhren, 1/2 Stange Staudensellerie, 15 Gramm Lauch, 300 ml Brühe, 20 Gramm Konjak Nudeln, 1 Wiener Würstchen ohne Mehl, 2 Lorbeerblätter, Salz und Pfeffer, Petersilie zum Bestreuen

Zubereitung:

Die Brühe aufkochen lassen und das Fleisch im Ganzen hinein geben. Zusammen mit dem Lorbeerblatt für etwa 20 Minuten kochen lassen. Die Möhren, den Staudensellerie und den Lauch in Scheiben schneiden und in die kochende Suppe geben. Bei kleiner Hitze für weitere 25 bis 30 Minuten köcheln lassen. Die Konjak Nudeln abspülen und laut Anweisung kochen. Das Wiener Würstchen in Scheiben schneiden und zusammen mit den Konjak Nudeln in die Brühe geben. Mit Salz und Pfeffer abschmecken. Das Fleisch herausnehmen, in kleine Stücke schneiden und in einem Suppenteller anrichten. Mit der Brühe übergießen und den Suppentopf vor dem Servieren mit Petersilie bestreuen.

11. Tag:

Schweinerücken-Steak mit Radieschen-Sauce

Vorbereitungszeit: 4 Minuten Kochzeit: 12 Minuten

Kalorien: 360,9 kcal | Eiweiß: 35,4 Gramm | Fett: 22,1 Gramm | Kohlenhydrate: 5,1 Gramm

Zutaten für eine Portion:

150 Gramm Schweinerücken Steak, 1 Schalotte, 3 Radieschen, 1 Zweig Thymian, 2 Blätter Estragon, 100 ml saure Sahne, Salz und Pfeffer, 2 TL Olivenöl

Zubereitung:

Das Fleisch salzen und pfeffern und für mindestens 2 Minuten je Seite in Olivenöl anbraten. Aus der Pfanne nehmen, auf ein Backblech legen und im Ofen bei 120° Celsius für 8 Minuten bei Ober,- und Unterhitze fertig garen. Die Schalotte fein würfeln und die Radieschen sechsteln. Zusammen mit dem Thymian und dem Estragon im restlichen Olivenöl leicht anschwitzen. Die saure Sahne einrühren und mit Salz und Pfeffer abschmecken. Einmal kurz aufkochen lassen und zusammen mit dem Steak anrichten.

Brokkoli in Chilli und Joghurt-Sauce

Vorbereitungszeit: 5 Minuten Kochzeit: 8 Minuten

Kalorien: 87,6 kcal | Eiweiß: 6,6 Gramm | Fett: 3,2 Gramm | Kohlenhydrate: 8,1 Gramm

Zutaten für eine Portion:

150 Gramm Brokkoli, 1 Schalotte, 1 Messerspitze Ingwer gemahlen, 1/2 TL Paprikapulver edelsüß, 1 Spritzer Limettensaft, 1 Chilli rot, 2 Limettenblätter, 100 ml Brühe, 50 Gramm Joghurt, Salz und Pfeffer, etwas Muskat gerieben, 1 TL Butter

Zubereitung:

Den Brokkoli in Röschen teilen und für 2 Minuten im heißen Salzwasser blanchieren, herausnehmen und im Eiswasser abschrecken. Die Schalotte klein schneiden und im Butter anschwitzen. Ingwer, klein geschnittene Chilli und Paprikapulver hinzu geben und kurz mitrösten. Mit dem Limettensaft ablöschen und mit der Brühe aufgießen. Die Limettenblätter in die Flüssigkeit geben und einmal kurz aufkochen lassen. Den Joghurt einrühren und vom Herd nehmen. Mit Salz, Pfeffer und Muskat abschmecken und den Brokkoli für 2 Minuten in der Sauce ziehen lassen.

12. Tag:

Sellerie-Schnitzerl in Kürbis-Panade

Vorbereitungszeit: 6 Minuten Kochzeit: 18 Minuten

Kalorien: 319,9 kcal | Eiweiß: 19,7 Gramm | Fett: 20,7 Gramm | Kohlenhydrate: 13,7 Gramm

Zutaten für eine Portion:

2 Scheiben Knollensellerie a 80 Gramm, 1 EL Mandelmehl, 1 Ei, 1 EL Joghurt, 3 EL Kürbiskerne gehackt, 1 EL Quark, Abrieb einer halben, unbehandelten Limette, 2 klein geschnittene Frühlingszwiebel, Salz und Pfeffer

Zubereitung:

Die Selleriescheiben in Salzwasser für 5 Minuten weich kochen, aus dem Wasser nehmen und auskühlen lassen. Salzen und pfeffern und im Mandelmehl wälzen. Das Ei mit dem Joghurt verquirlen und die Selleriescheiben durch das Ei ziehen. Mit den Kürbiskernen ummanteln und die Panade gut andrücken. Ein Backblech mit Backpapier auslegen, die Selleriescheiben darauf legen und bei Umluft bei 170° Celsius für 5 Minuten backen. Den Quark mit dem Limetten-Abrieb, den Frühlingszwiebel, Salz und Pfeffer abschmecken und zusammen mit dem Sellerie servieren.

Kalbsmedaillons mit Apfel und Fenchelgemüse

Vorbereitungszeit: 5 Minuten Kochzeit: 20 Minuten

Kalorien: 259,3 kcal | Eiweiß: 27,4 Gramm | Fett: 12,5 Gramm | Kohlenhydrate: 9,3 Gramm

Zutaten für eine Portion:

150 Gramm Kalbsfilet, 1/2 rote Zwiebel, 1/2 Apfel, 1/2 Fenchelknolle, Saft einer halben Zitrone, 2 Zweige Thymian, 50 ml Brühe, 2 EL Hüttenkäse, 1 TL Kerbel gehackt, Salz und Pfeffer, 2 TL Olivenöl

Zubereitung:

Das Filet salzen und pfeffern und in einem TL Olivenöl für je 1 Minute auf jeder Seite anbraten. Auf einen Grillrost legen und ins 90° heiße Backrohr schieben. Bei Ober,- und Unterhitze für 18 Minuten fertig garen. Die Zwiebel klein würfeln, den Apfel in dünne Spalten schneiden und den Fenchel grob reiben. Die Zwiebel im restlichen Olivenöl glasig anschwitzen, Apfel und Fenchel hinzugeben, mit Zitronensaft ablöschen und mit der Brühe aufgießen. Thymian und Kerbel beifügen und alles für 3 Minuten köcheln lassen. Den Hüttenkäse einrühren und vom Herd nehmen. Mit Salz und Pfeffer abschmecken und zusammen mit dem Steak anrichten.

13. Tag:

Filetsalat mit Bambus und Sojasprossen

Vorbereitungszeit: 6 Minuten Kochzeit: 8 Minuten

Kalorien: 297,4 kcal | Eiweiß: 29,3 Gramm | Fett: 16,2 Gramm | Kohlenhydrate: 8,6 Gramm

Zutaten für eine Portion:

130 Gramm Rinderfilet, 1/2 rote Zwiebel, 1/4 rote Paprika, 15 Gramm Sojasprossen, 15 Gramm Bambussprossen, 1/2 Bund Koriander, 2 EL Reisessig, 1 EL Kokosöl, 15 Gramm geröstete Cashew Nüsse, 1 EL Schnittlauch, Salz und Pfeffer, 1 Spritzer Süßstoff

Zubereitung:

Das Fleisch in dünne Streifen schneiden. Die Zwiebel und den Paprika ebenfalls in Streifen schneiden und alles zusammen im Kokosöl scharf anbraten. Mit dem Reisessig ablöschen, Sojasprossen, Bambussprossen und Cashew Nüsse dazu geben und für eine Minute kurz durchschwenken. Mit Salz und Pfeffer abschmecken und den Koriander einrühren. Auskühlen lassen, mit Süßstoff verfeinern, und vor dem Servieren mit Schnittlauch bestreuen.

Szegediner Gulasch vom Seeteufel

Vorbereitungszeit: 5 Minuten Kochzeit: 25 Minuten

Kalorien: 167,9 kcal | Eiweiß: 26,9 Gramm | Fett: 3,5 Gramm | Kohlenhydrate: 7,2 Gramm

Zutaten für eine Portion:

120 Gramm Filet vom Seeteufel, 1/2 Zwiebel, 2 Knoblauchzehen, 10 Gramm Bacon gewürfelt, 1 TL Tomatenmark ohne Zuckerzusatz, 1/2 TL Paprikapulver edelsüß, 1 Messerspitze Paprikapulver scharf, 150 ml Brühe, 80 Gramm Sauerkraut natur ohne Zuckerzusatz, 1 Prise Kümmel gemahlen, 1/2 TL Majoran gerebelt, 2 Lorbeerblätter, 1 EL saure Sahne, Salz und Pfeffer, 1 TL Olivenöl

Zubereitung:

Zwiebel und Knoblauch klein schneiden und zusammen mit dem Bacon im Olivenöl goldbraun anrösten. Den Fisch in etwa 2 cm große Würfel schneiden und zusammen mit dem Tomatenmark, dem Paprikapulver scharf und mild leicht mitbraten. Mit der Brühe aufgießen. Das Sauerkraut hinzu geben und mit Kümmel, Majoran und Lorbeerblatt würzen. Bei mittlerer Hitze für 15 Minuten köcheln lassen. Mit Salz und Pfeffer abschmecken und mit der sauren Sahne verfeinern.

14. Tag:

Hirschrückensteak auf warmem Birnen-Blaukraut Salat

Vorbereitungszeit: 8 Minuten Kochzeit: 15 Minuten

Kalorien: 233,9 kcal | Eiweiß: 25,6 Gramm | Fett: 9,1 Gramm | Kohlenhydrate: 12,4 Gramm

Zutaten für eine Portion:

150 Gramm Hirschrücken-Steak, 1 kleine Zwiebel, 1/2 Birne, 80 Gramm Blaukraut, 1/2 TL Rosmarin gehackt, 2 EL Apfelessig, 1 EL Olivenöl, 1 Prise Zimt, 50 ml Brühe, Salz und Pfeffer

Zubereitung:

Das Fleisch salzen und pfeffern und mit dem Rosmarin gut einreiben. In etwas Olivenöl von beiden Seiten scharf anbraten. Aus der Pfanne nehmen, auf den Grillrost legen und bei 140° Celsius für 12 Minuten fertig garen. Die Zwiebel, Birne und das Blaukraut in Streifen schneiden und im restlichen Olivenöl leicht anschwitzen. Mit der Brühe aufgießen und köchelnd die Flüssigkeit auf weniger als die Hälfte reduzieren lassen. Mit Apfelessig, Zimt, Salz und Pfeffer abschmecken und zusammen mit dem Hirsch servieren.

Leichte Low Carb Salami Pizzetta

Vorbereitungszeit: 7 Minuten Backzeit: 14 Minuten

Kalorien: 395,2 kcal | Eiweiß: 26,4 Gramm | Fett: 30,8 Gramm | Kohlenhydrate: 3,1 Gramm

Zutaten für eine Portion:

1 Ei, 30 Gramm Hüttenkäse, 1 Prise Backpulver, 1/2 TL Mandelmehl, 10 Gramm Salami, 50 Gramm Mozzarella, 1 kleine Tomate, Oregano und 4 Blatt Basilikum, Salz und Pfeffer

Zubereitung:

Das Ei trennen und das Eiklar zu einem steifen Schnee verarbeiten. Das Eigelb mit dem Hüttenkäse, dem Backpulver und dem Mandelmehl glatt rühren und den Schnee behutsam unterheben. Ein Backblech mit Backpapier auslegen und mit dem Teig eine Pizzetta darauf formen. Den Ofen auf 170° Celsius vorheizen und das Pizza-Brötchen bei Ober,- und Unterhitze für 10 Minuten backen. Mit der Salami, dem Mozzarella und den Tomaten belegen und mit Oregano und Basilikum bestreuen. Bei Grillfunktion für 4 Minuten gratinieren.

15. Tag:

Hühner-Spieß in Wasabi Marinade

Vorbereitungszeit: 5 Minuten Kochzeit: 8 Minuten

Kalorien: 223,9 kcal | Eiweiß: 41,3 Gramm | Fett: 4,7 Gramm | Kohlenhydrate: 4,1 Gramm

Zutaten für eine Portion:

130 Gramm Hühnerbrust, 3 Kirschtomaten, 20 Gramm Ananas, 1 Messerspitze Wasabi Pulver oder Paste, 1 EL Joghurt, 1 Spritzer Limettensaft, 1 Prise Meersalz

Zubereitung:

Die Hühnerbrust in drei Stücke schneiden, den Wasabi mit dem Joghurt, dem Limettensaft und dem Meerslaz glatt rühren und die Hühnerbrust damit marinieren. Die Tomaten und Ananas nun abwechselnd mit der Hühnerbrust auf einen Spieß fädeln. Auf den Grillrost legen und bei 180° Celsius Ober,- und Unterhitze für 8 Minuten garen.

Paprika Hühnchen

Vorbereitungszeit: 5 Minuten Kochzeit: 35 Minuten

Kalorien: 229,2 kcal | Eiweiß: 33,2 Gramm | Fett: 7,2 Gramm | Kohlenhydrate: 7 Gramm

Zutaten für eine Portion:

1 Hühner Keule mit ca 130 Gramm, 1 Schalotte, 1 Knoblauchzehe, 1/4 Paprika gelb, 1/4 Paprika rot, 1/4 Paprika grün, 1 TL Tomatenmark ohne Zuckerzusatz, 1 TL Paprikapulver edelsüß, 1 Messerspitze Kümmel gemahlen, 1 TL Kerbel gehackt, 1 EL Apfelessig, 200 ml Brühe, 2 EL Sahne, Salz und Pfeffer, 1 EL Olivenöl

Zubereitung:

Die Schalotte und den Knoblauch in Scheiben schneiden und zusammen mit der Keule im Olivenöl anrösten. Tomatenmark und Paprikapulver hinzugeben und mitrösten. Mit dem Essig ablöschen und mit der Brühe aufgießen. Für 25 Minuten bei mittlerer Hitze köcheln lassen. Die Paprika in Streifen schneiden und hinzu geben. Mit Kerbel und Kümmel gemahlen würzen und für weitere 10 Minuten köcheln lassen. Mit Salz und Pfeffer abschmecken und mit der Sahne abrunden.

16. Tag:

Gebackenes Puzsta Schnitzerl

Vorbereitungszeit: 8 Minuten Kochzeit: 12 Minuten

Kalorien: 464,9 kcal | Eiweiß: 40,6 Gramm | Fett: 30,1 Gramm | Kohlenhydrate: 7,9 Gramm

Zutaten für eine Portion:

130 Gramm Schweineschnitzel, 1 EL Mandelmehl, 1 Ei, 2 EL fein geriebene Nüsse, 1/2 rote Zwiebel, 1/2 Paprika gelb, 2 Tomaten, 2 Zweige Thymian, Saft einer halben Zitrone, 1 Chilli rot, 1 cm Ingwer frisch, 1 Spritzer Süßstoff, Salz und Pfeffer, 1 TL Olivenöl

Zubereitung:

Das Schnitzel dünn klopfen, salzen und pfeffern und im Mandelmehl wälzen. Das Ei verquirlen und das Schnitzel durchziehen. In den geriebenen Nüssen panieren und die Panade gut andrücken. Den Backofen auf 170° Celsius vorheizen, und das Schnitzel bei Umluft für 12 Minuten backen. Zwiebel, Paprika und Tomaten grob würfeln und im Olivenöl anschwitzen. Thymian, Zitronensaft, fein gehackte Chilli, Ingwer und Süßstoff dazu geben und für etwa 5 Minuten kochen. Mit Salz und Pfeffer abschmecken und zusammen mit dem Schnitzel anrichten.

Low Carb Eiernockerl mit Speck

Vorbereitungszeit: 10 Minuten Ruhezeit: 10 Minuten
Kochzeit: 10 Minuten

Kalorien: 656,6 kcal | Eiweiß: 49,6 Gramm | Fett: 46,2 Gramm | Kohlenhydrate: 10,6 Gramm

Zutaten für eine Portion:

40 Gramm Kokosmehl, 40 Gramm Mandelmehl, 3 Eigelb, 3 EL Quark, 8 Gramm Flohsamenschalen, Salz und Pfeffer, etwas Muskat, 1/2 Gemüsezwiebel, 1 Knoblauchzehe, 2 EL Bauchspeck gewürfelt, 2 Eier, 1 TL Butter, 1 EL Petersilie gehackt

Zubereitung:

Das Kokosmehl mit dem Mandelmehl, den Eigelb und dem Quark verrühren. Die Flohsamenschalen, Salz und etwas Muskat unterrühren. Der Teig soll sehr zäh und sämig werden. Den Teig gut durchschlagen, bis er Blasen wirft. Den teig zur Seite stellen und bei Zimmertemperatur für 10 Minuten rasten lassen. Einen Topf mit Salzwasser aufstellen, zum Kochen bringen und aus dem Teig Nockerl stechen. Das funktioniert gut mir einem kleinen Löffel. Ins Wasser geben und kochen, bis die Nockerl oben schwimmen. Mit einer Kelle heraus fischen und kalt abschrecken. Zwiebel und Knoblauch klein schneiden und zusammen mit Butter und Speck in einer Pfanne gut anrösten. Die Nockerl dazugeben, durchschwenken. Die Eier verquirlen darüber gießen und unter ständigem Rühren stocken lassen. Mit Salz und Pfeffer abschmecken und vor dem Servieren großzügig mit Petersilie bestreuen.

17. Tag:

Pad Thai mit Konjak-Nudeln

Vorbereitungszeit: 5 Minuten Kochzeit: 20 Minuten

Kalorien: 266,7 kcal | Eiweiß: 18,9 Gramm | Fett: 19,9 Gramm | Kohlenhydrate: 3 Gramm

Zutaten für eine Portion:

50 Gramm Konjak Nudeln, 1/2 Schalotte, 1 Knoblauchzehe, 20 Gramm Sojasprossen, 60 Gramm Tofu schnittfest, 1 Ei, 1 TL Erdnüsse gehackt, 1 TL Shrimps getrocknet aus dem Asia Laden, 2 Frühlingszwiebel, Saft einer halben Limette, Spritzer Süßstoff, Sojasauce, Fischsauce, Chilli Pulver nach Wahl, 1 TL Sesam Öl

Zubereitung:

Die Konjak Nudeln gut abspülen und laut Anweisung auf der Verpackung zubereiten. Schalotte und Knoblauch klein schneiden und den Tofu würfeln. Alles zusammen im Öl anschwitzen. Die Zutaten an den rand der Pfanne rücken und in die Mitte das Ei schlagen. Stocken lassen und das gebratene Ei in der Pfanne zerreißen und vermengen. Die Nudeln, die Erdnüsse und Shrimps dazu geben. Mit Limettensaft, Süßstoff, Fischsauce und Sojasauce abschmecken und nach Bedarf mit Chilli bestreuen. Die Frühlingszwiebel klein schneiden und das Gericht vor dem Servieren damit garnieren.

Gemüse-Gratin

Vorbereitungszeit: 2 Minuten Kochzeit: 13 Minuten

Kalorien: 148,6 kcal | Eiweiß: 12,2 Gramm | Fett: 7 Gramm | Kohlenhydrate: 9,2 Gramm

Zutaten für eine Portion:

150 Gramm gemischtes Gemüse frisch oder TK, 3 Gramm Butter, 3 Gramm Mandelmehl, 200 ml Milch, Salz und Pfeffer, 1 Prise Muskat gemahlen, 20 Gramm geriebener Käse

Zubereitung:

Das Gemüse klein schneiden und kurz kochen oder auftauen lassen. Die Butter im Topf schmelzen lassen, das Mandelmehl einrühren und mit dem Schneebesen unter ständigem Rühren leicht bräunen. Mit der Milch aufgießen, und weiterrühren. Für etwa 3 Minuten unter ständigem Rühren weiter kochen und eindicken. Mit Salz, Pfeffer und Muskat würzen. Das Gemüse in eine kleine Auflaufform geben und mit der Sauce übergießen. Mit dem Käse bestreuen und den Ofen auf 170° Celsius vorheizen. Den Gratin für etwa 10 Minuten bei Ober,- und Unterhitze backen.

18. Tag:

Lachsfilet mit Orangen-Sauce

Vorbereitungszeit: 5 Minuten Kochzeit: 12 Minuten

Kalorien: 341,4 kcal | Eiweiß: 29,2 Gramm | Fett: 23 Gramm | Kohlenhydrate: 4,4 Gramm

Zutaten für eine Portion:

150 Gramm Lachsfilet mit Haut, 1 Schalotte, 1 chinesische Knoblauch-Knolle, Saft und Abrieb einer unbehandelten Bio Orange, 1/2 TL Kerbel, 1/2 TL Dill, 50 ml Brühe, 50 ml saure Sahne, Salz und Pfeffer, 2 TL Olivenöl

Zubereitung:

Den Lachs salzen und pfeffern und in etwas Olivenöl auf der Hautseite scharf anbraten. Der Fisch wird in der Pfanne nicht gewendet, sondern brät von der Hautseite her durch. Nach etwa 3 Minuten mit der Pfanne vom Herd nehmen und zur Seite stellen. Schalotte und Knoblauch klein schneiden und im restlichen Olivenöl anschwitzen. Mit Orangensaft ablöschen, einreduzieren lassen und mit der Brühe aufgießen. Mit Abrieb, Kerbel und Dill aromatisieren, die saure Sahne einrühren und mit Salz und Pfeffer abschmecken. Den Fisch anrichten und mit der heißen Sauce übergießen.

Weißer Spargel mit Sauce Hollandaise

Vorbereitungszeit: 15 Minuten Kochzeit: 15 Minuten

Kalorien: 569,3 kcal | Eiweiß: 5,9 Gramm | Fett: 58,5 Gramm | Kohlenhydrate: 4,8 Gramm

Zutaten für eine Portion:

200 Gramm weißer Spargel, 1 Liter Wasser, 1 EL Salz, 1 unbehandelte Bio Zitrone, 1 Spritzer Süßstoff

Für die Sauce Hollandaise:

1 Eigelb, 80 Gramm leicht gebräunte Butter, 2 EL Gewürzgurken Sud ohne Zuckerzusatz, Salz und Pfeffer, 1 EL Schnittlauch

Zubereitung:

Den Spargel schälen und die unteren holzigen Enden abschneiden. Die Abfälle nicht wegwerfen, sondern im Salzwasser mit der in Scheiben geschnittenen Zitrone und dem Süßstoff aufkochen. Alles aus dem Sud herausfischen und den geschälten Spargel im kochenden Wasser für 10 Minuten weich kochen.
Das Eigelb mit dem Sud der Gewürzgurken in einer Metallschüssel über einem heißen Wasserbad schaumig schlagen. Die Masse sollte mindestens das doppelte Volumen erreichen. Nun die leicht gebräunte Butter langsam und unter ständigem Rühren einarbeiten. Die Sauce salzen und pfeffer. Den Spargel anrichten und mit der Sauce übergießen. Vor dem Servieren mit Schnittlauch bestreuen.

19. Tag:

Pikanter Kaiserschmarren

Vorbereitungszeit: 6 Minuten Backzeit: 20 Minuten

Kalorien: 580,9 kcal | Eiweiß: 30,3 Gramm | Fett: 48,5 Gramm | Kohlenhydrate: 5,8 Gramm

Zutaten für eine Portion:

3 Eier, 100 ml Schmand, 2 EL Mandelmehl, 1 EL Pinienkerne, 1 Schalotte, 50 Gramm Pfifferlinge, 1 Messerspitze Cayenne Pfeffer, 1 Prise Meersalz, 4 Minzblätter, 1 EL Butter

Zubereitung:

Die Schalotte und die Pilze klein schneiden und in etwas Butter zusammen mit den Pinienkernen anschwitzen. Die Eier trennen und das Eiklar zu einem steifen Schnee verarbeiten. Das Eigelb mit dem Schmand und dem Mandelmehl glatt rühren und den Schnee behutsam unterheben. Mit Meersalz und Cayenne Pfeffer würzen. Die Eimasse über die Pilze und Schalotte gießen und einen Deckel auf die Pfanne setzen. Die Masse bei mittlerer Hitze leicht stocken lassen. Die gestockte Masse vorsichtig wenden und samt der Pfanne in den Ofen geben. Bei 170° Celsius für 10 Minuten bei Ober,- und Unterhitze aufbacken. Mit dem Löffel das Ei vorsichtig zu einem Schmarren zerreißen, mit der restlichen Butter durchschwenken und vor dem Servieren mit den fein gehackten Minzblättern bestreuen.

Kokossuppe mit Hühnerbällchen

Vorbereitungszeit: 6 Minuten Kochzeit: 15 Minuten

Kalorien: 305,7 kcal | Eiweiß: 24 Gramm | Fett: 20,9 Gramm | Kohlenhydrate: 5,4 Gramm

Zutaten für eine Portion:

60 Gramm Hackfleisch vom Geflügel, 1 Eiklar, 1/2 TL Koriander, Salz und Pfeffer

Für die Suppe:

1/2 Zwiebel, 2 Kirschtomaten, 100 ml Brühe, 100 ml Kokosmilch, 2 Lorbeerblätter, 1 Spritzer Limettensaft, 1 Spritzer Süßstoff, Meersalz und weißer Pfeffer

Zubereitung:

Das Hackfleisch mit dem Eiklar, dem gehackten Koriander, Salz und Pfeffer verkneten.
Die Zwiebel grob schneiden und in der Brühe mit dem Lorbeerblatt aufkochen. Mit feuchten Händen Bällchen aus dem Hackfleisch formen und in die kochende Brühe geben. Für etwa 12 Minuten bei mittlerer Hitze köcheln lassen. Die Tomaten halbieren, in die Suppe geben, mit Kokosmilch aufgießen und mit Limettensaft, Süßstoff, Salz und Pfeffer abschmecken.

20. Tag:

Faschierter Braten

Vorbereitungszeit: 6 Minuten Backzeit: 30 Minuten

Kalorien: 397,9 kcal | Eiweiß: 43,3 Gramm | Fett: 22,3 Gramm | Kohlenhydrate: 6 Gramm

Zutaten für eine Portion:

120 Gramm Rinderhack, 1 Ei, 1 Scheibe Eiweißbrot, 1 Messerspitze Senf, 1/2 Zwiebel, 1 Knoblauchzehe, 1 Messerspitze Kümmel gemahlen, 1/2 TL Majoran gerebelt, 1 Messerspitze Paprikapulver scharf, 1 EL Petersilie gehackt, Salz und Pfeffer, 100 ml Brühe

Zubereitung:

Das Brot in etwas Wasser einweichen und gut ausdrücken. Nun alle Zutaten außer der Brühe gut verkneten und einen kleinen Braten daraus formen. Den Braten in eine kleine Auflaufform setzen. Mit der Brühe übergießen. Das Backrohr auf 170° Celsius aufheizen und den Braten bei Ober,- und Unterhitze für 30 Minuten backen.

Gemüse Rösti mit Tofu

Vorbereitungszeit: 10 Minuten Kochzeit: 10 Minuten

Kalorien: 322,5 kcal | Eiweiß: 18,6 Gramm | Fett: 25 Gramm | Kohlenhydrate: 5,8 Gramm

Zutaten für eine Portion:

1/2 Möhre, 10 Gramm Sellerie, 30 Gramm Blumenkohl, 1 Schalotte, 50 Gramm Tofu geräuchert, 2 Eigelb, 1 EL Mandelmehl, Salz und Pfeffer, Abrieb einer halben, unbehandelten Bio Zitrone, 1 Messerspitze Ingwer gemahlen, Olivenöl zum Braten

Zubereitung:

Möhre und Sellerie fein raspeln und den Blumenkohl im Mixer auf Reisgröße schreddern. Die Schalotte und den Tofu klein schneiden und alles vermengen. Mit dem Eigelb und dem Mandelmehl verkneten und mit Salz und Pfeffer, Abrieb und Ingwer würzen. Gut durchkneten und mit nassen Händen zwei Rösti formen. Die Pfanne mit Öl bepinseln und die Rösti in die kalte Pfanne legen. Nun die Rösti auf einer Seite so lange braten, bis sie goldbraun ist, anschließend wenden und fertig braten.

21. Tag:

Gefüllte Eier auf buntem Salat

Vorbereitungszeit: 12 Minuten Kochzeit: 8 Minuten

Kalorien: 232,8 kcal | Eiweiß: 16,2 Gramm | Fett: 16,4 Gramm | Kohlenhydrate: 5,1 Gramm

Zutaten für eine Portion:

2 Eier, 1 EL Frischkäse, 1/2 TL Petersilie, 1 Messerspitze Senf, etwas Zitronen-Abrieb, Salz und Pfeffer

Für den Salat:

50 Gramm Ruccola, 1/2 Paprika rot, 3 Dattel Tomaten, 2 EL Himbeer Essig, 2 EL Wasser, 2 EL Sesam Öl, Salz und Pfeffer

Zubereitung:

Die Eier in einen kleinen Topf mit kaltem Wasser geben, auf den Herd stellen und für 8 Minuten kochen. Mit eiskaltem Wasser abschrecken und schälen. In der Mitte durchschneiden und den Dotter heraus nehmen. Den Dotter mit Frischkäse, Petersilie, Senf, Abrieb, Salz und Pfeffer glatt rühren und wieder in die Eier füllen.
Die Paprika würfeln, die Tomaten in scheiben schneiden und mit dem Ruccola vermischen. Aus Himbeer Essig, Wasser, Sesam Öl, Salz und Pfeffer eine Marinade rühren und den Salat damit anmachen. Die Eier auf dem Salat anrichten.

Bauernsteak mit Chorizo und Spiegelei

Vorbereitungszeit: 6 Minuten Kochzeit: 10 Minuten

Kalorien: 604,6 kcal | Eiweiß: 49,6 Gramm | Fett: 43,8 Gramm | Kohlenhydrate: 3 Gramm

Zutaten für eine Portion:

130 Gramm Schweinelende, 50 Gramm Chorizo, 2 Knoblauchzehen, 1/4 Paprika gelb, 30 Gramm Champignons, 1 Messerspitze Paprikapulver scharf, Salz und Pfeffer, 1 Ei, 2 TL Olivenöl

Zubereitung:

Das Fleisch dünn klopfen, salzen und pfeffern und in etwas Olivenöl von beiden Seiten für je 2 Minuten braten. Die Chorizo klein schneiden und zum Fleisch geben. Knoblauch, Paprika und Pilze klein schneiden ebenfalls in die Pfanne geben. Kurz mitrösten, mit Paprika, Salz und Pfeffer würzen. Alles aus der Pfanne nehmen und das Ei im verbliebenen Öl zu einem Spiegelei braten. Zusammen mit Fleisch und Gemüse anrichten.

22. Tag:

Gefüllte Seezungen-Röllchen

Vorbereitungszeit: 5 Minuten Kochzeit: 18 Minuten

Kalorien: 125,6 kcal | Eiweiß: 18 Gramm | Fett: 4,4 Gramm | Kohlenhydrate: 3,5 Gramm

Zutaten für eine Portion:

30 Gramm Butternuss Kürbis, 1 EL Hüttenkäse, 1/2 TL Estragon, Salz und Pfeffer, 140 Gramm Filet von der Seezunge, 1/2 TL Kürbiskern Öl, etwas Abrieb einer unbehandelten Bio Zitrone

Zubereitung:

Den Kürbis grob würfeln und auf ein mit Backpapier ausgelegtes Backblech legen und bei 200° Celsius und Umluft für etwa 6 Minuten backen. Aus dem Ofen nehmen und auskühlen lassen. Mit der Gabel zerdrücken und mit dem Hüttenkäse, Estragon, Salz und Pfeffer verrühren. Die Masse auf der Seezunge verstreichen und den Fisch einrollen. Mit einem Zahnstocher fixieren. In eine kleine Auflaufform legen und im Ofen bei 160° Celsius für 12 Minuten bei Ober,- und Unterhitze backen. Vor dem Servieren mit Kürbiskern Öl und Zitronenabrieb garnieren.

Rehfilet nach Wachauer Art mit Aprikosen

Vorbereitungszeit: 8 Minuten Kochzeit: 15 Minuten

Kalorien: 403,6 kcal | Eiweiß: 28,9 Gramm | Fett: 27,6 Gramm | Kohlenhydrate: 9,9 Gramm

Zutaten für eine Portion:

140 Gramm Rehfilet, 1/2 rote Zwiebel, 60 Gramm Aprikosen, 1 TL Speck gewürfelt, 1 TL Petersilie gehackt, Saft und Abrieb einer unbehandelten Bio Zitrone, Salz und geschroteten Pfeffer, 1 EL gehackte Walnüsse, 1 TL Olivenöl, 1 TL Butter

Zubereitung:

Das Fleisch salzen und pfeffern und in Olivenöl für einige Minuten rundherum gut anbraten. In den gehackten Walnüssen wälzen und im Ofen bei 120° Celsius für 12 Minuten bei Ober,- und Unterhitze fertig garen. Die Zwiebel in Scheiben und die Aprikosen in Spalten schneiden. Zwiebel mit dem Speck in Butter leicht anschwitzen, die Aprikosen hinzu geben und mit Zitronensaft ablöschen. Mit Salz, Pfeffer, Petersilie und Abrieb aromatisieren und zusammen mit dem Fleisch anrichten.

23. Tag:

Low Carb Risotto mit Thunfisch

Vorbereitungszeit: 5 Minuten Kochzeit: 12 Minuten

Kalorien: 133,1 kcal | Eiweiß: 17,7 Gramm | Fett: 4,7 Gramm | Kohlenhydrate: 5 Gramm

Zutaten für eine Portion:

80 Gramm Blumenkohl, 1 Schalotte, 1 Knoblauchzehe, 1/2 Zucchini, 1/2 Dose Thunfisch im eigenen Saft, 1 Tomate, 100 ml Brühe, 2 EL Parmesan gerieben, 1 EL Apfelessig, 1 TL Koriander gehackt, 1 TL Pflanzenöl, Salz und Pfeffer

Zubereitung:

Den Blumenkohl im Mixer roh auf Reisgröße schreddern. Di Schalotte und den Knoblauch klein schneiden und zusammen mit dem Blumenkohl im Öl anrösten. Zucchini in dünne Scheiben schneiden und hinzu geben, den Thunfisch beifügen, die Tomate würfeln und mitbraten, mit Apfelessig ablöschen und mit Brühe aufgießen. Den Parmesan unterrühren und mit Salz und Pfeffer abschmecken und mit Koriander bestreuen.

Gebackener Fisch mit schwarzem Sesam

Vorbereitungszeit: 5 Minuten Backzeit: 12 Minuten

Kalorien: 330,2 kcal | Eiweiß: 39,2 Gramm | Fett: 18,2 Gramm | Kohlenhydrate: 2,4 Gramm

Zutaten für eine Portion:

130 Gramm Seelachs Filet, 1 EL Mandelmehl, 1 Ei, 1 EL Mandeln gerieben, 1 EL schwarzer Sesam, 1 Prise Salz, 1 Messerspitze Cayenne Pfeffer

Zubereitung:

Den Seelachs in Mandelmehl wälzen. Das Ei mit dem Meersalz und dem Cayenne Pfeffer verquirlen und den Fisch durchziehen. Die Mandeln gerieben mit dem schwarzen Sesam vermengen und den Fisch damit panieren. Die Panade gut andrücken und den Fisch auf ein mit Backpapier ausgelegtes Backblech legen. Bei 170° Celsius und Umluft für 12 Minuten backen.

24. Tag:

Hasenschenkel in dunkler Sauce

Vorbereitungszeit: 8 Minuten Kochzeit: 50 Minuten

Kalorien: 216,5 kcal | Eiweiß: 20,3 Gramm | Fett: 10,9 Gramm | Kohlenhydrate: 9,3 Gramm

Zutaten für eine Portion:

1 Hasen Keule, 20 Gramm Möhren, 10 Gramm Sellerie, 1/2 Zwiebel, 1 EL Tomatenmark ohne Zuckerzusatz, 2 EL Balsamico Essig. 150 ml Wildfond, 1 Prise Anis, 1 Zweig Rosmarin, 2 Zweige Thymian, 20 Gramm Brombeeren, Salz und Pfeffer, 1 EL Olivenöl

Zubereitung:

Den Hasen salzen und pfeffern und in einem kleinen Topf im Olivenöl rundherum scharf anbraten. Die Keule aus dem Topf nehmen und zur Seite legen. Die Möhren, Sellerie und Zwiebel klein schneiden und im selben Topf anrösten. Tomatenmark hinzu geben und mitrösten. Mit Basamico Essig ablöschen und zu einem Sirup einreduzieren lassen. Mit dem Wildfond aufgießen, mit Anis, Rosmarin und Thymian aromatisieren und einmal aufkochen. Die Hasenkeule hineinlegen und bei mittlerer Hitze und geschlossenem Deckel für 45 Minuten schmoren lassen. Das Fleisch aus dem Sud nehmen. Rosmarin und Thymian entfernen, Brombeeren dazu geben, mit Salz und Pfeffer abschmecken und mit dem Zauberstab pürieren. Zusammen mit dem Hasen servieren.

Getrüffeltes Omelette mit Pilzen

Vorbereitungszeit: 5 Minuten Kochzeit: 6 Minuten

Kalorien: 223,6 kcal | Eiweiß: 14,6 Gramm | Fett: 17,2 Gramm | Kohlenhydrate: 2,6 Gramm

Zutaten für ein Portion:

50 Gramm Pfifferlinge, 30 Gramm Seitlinge, 2 Eier, 30 ml Sodawasser, 1 EL Petersilie gehackt, 1/2 TL Kerbel gehackt, 1 TL Butter, 1/2 TL Trüffelöl, Salz und Pfeffer

Zubereitung:

Die Pfifferlinge und die Seitlinge klein schneiden und in Butter für 3 Minuten durchschwenken. Die Eier mit dem Soda, Petersilie, Kerbel, Salz und Pfeffer verquirlen und über die Pilze gießen. Stocken lassen, das Omelette wenden, einrollen und mit Trüffelöl beträufeln.

25. Tag:

Schwammerl-Gulasch mit Tofu

Vorbereitungszeit: 6 Minuten Kochzeit: 12 Minuten

Kalorien: 236,5 kcal | Eiweiß: 17 Gramm | Fett: 15,7 Gramm | Kohlenhydrate: 6,8 Gramm

Zutaten für eine Portion:

1/2 Zwiebel, 40 Gramm braune Champignons, 30 Gramm Steinpilze, 50 Gramm Pfifferlinge, 1 EL Speck gewürfelt, 60 Gramm Tofu geräuchert, 1/2 TL Tomatenmark ohne Zuckerzusatz, 1/2 TL Paprikapulver edelsüß, 2 EL Apfelessig, 100 ml Brühe, 30 ml Sahne, Salz und Pfeffer, etwas Majoran, 1 Prise Kümmel gemahlen, 1 EL Petersilie gehackt, 1 TL Butter

Zubereitung:

Die Zwiebel klein würfeln und mit dem Speck in Butter anbraten. Die Pilze putzen und in mundgerechte Stücke schneiden und ebenfalls in die Pfanne geben. Tomatenmark und Paprikapulver mitrösten und mit dem Apfelessig ablöschen. Mit der Brühe aufgießen, den Tofu würfeln und in die Pfanne geben. Mitköcheln lassen. Mit Salz, Pfeffer, Majoran und Kümmel abschmecken und vor dem Servieren mit Sahne verfeinern und mit Petersilie bestreuen.

Hühnchen süß-sauer

Vorbereitungszeit: 6 Minuten Kochzeit: 6 Minuten

Kalorien: 284,2 kcal | Eiweiß: 39,1 Gramm | Fett: 9 Gramm | Kohlenhydrate: 11,7 Gramm

Zutaten für eine Portion:

120 Gramm Hühnerbrust ohne Haut, 1/2 rote Zwiebel, 1/4 Paprika rot, 1/4 Paprika gelb, 3 EL Apfelessig, 40 Gramm Ananas oder aus der Dose ohne Zuckerzusatz, 100 ml Tomatensaft ohne Zuckerzusatz, 1 Chilli rot, 1 Spritzer Süßstoff, Salz und Pfeffer, 1 TL Pflanzenöl

Zubereitung:

Das Hühnchen klein würfeln. Zwiebel, Paprika und Ananas in etwa 1 cm große Stücke schneiden. Das Huhn im Öl scharf anbraten und nach etwas 2 Minuten Zwiebel, Paprika und Ananas hinzugeben. Mit Apfelessig ablöschen und mit Tomatensaft aufgießen. Die Chilli fein hacken und dazugeben. Mit Süßstoff, Salz und Pfeffer abschmecken, für 2 Minuten bei mittlerer Hitze köcheln lassen und anrichten.

26. Tag:

Low Carb Krautsuppe mit Fisch

Vorbereitungszeit: 6 Minuten Kochzeit: 12 Minuten

Kalorien: 170 kcal | Eiweiß: 4,5 Gramm | Fett: 14,8 Gramm | Kohlenhydrate: 4,7 Gramm

Zutaten für eine Portion:

60 Gramm Weißkraut, 1 Schalotte, 1 Knoblauchzehe, 1/2 TL indisches Currypulver gelb, 30 Gramm Aal geräuchert, 200 ml Brühe, 2 Zweige Thymian, 2 EL Schmand, Salz und Pfeffer, 1 EL Olivenöl

Zubereitung:

Das Kraut in dünne Streifen schneiden, die Schalotte und Knoblauch fein hacken und zusammen im Olivenöl leicht anschwitzen. Das Currypulver für etwa 1 Minute miträsten. Den geräucherten Aal in kleine Stücke schneiden zum Weißkraut geben und mit der Brühe aufgießen. Thymian hinzu fügen und alles für etwa 6 Minuten köcheln lassen. Den Schmand einrühren und mit Salz und Pfeffer abschmecken.

Asiatischer Thunfischsalat "Lab Tuna"

Zubereitungszeit: 6 Minuten

Kalorien: 113,6 kcal | Eiweiß: 24 Gramm | Fett: 0,4 Gramm | Kohlenhydrate: 3,5 Gramm

Zutaten für eine Portion:

1 Dose Thunfisch im eigenen Saft, 1/2 rote Zwiebel, Saft einer Limette, 1/4 Paprika gelb, 1/2 Bund Koriander, 1/2 TL Knoblauch geröstet, Sojasauce, Fischsauce, 1 rote Chilli

Zubereitung:

Die Zwiebel und die Paprika in Streifen schneiden, den Thunfisch mit der gabel zerdrücken und mit Zwiebel, Paprika, Koriander, Limettensaft, klein gehackter Chilli, Sojasauce, Fischsauce und geröstetem Knoblauch vermengen. Kurz durchziehen lassen und anrichten.

27. Tag:

Fischfrikadellen

Vorbereitungszeit: 10 Minuten Kochzeit: 6 Minuten

Kalorien: 319,9 kcal | Eiweiß: 43 Gramm | Fett: 15,3 Gramm | Kohlenhydrate: 1,8 Gramm

Zutaten für eine Portion:

120 Gramm Seelachs Filet, 1 Ei, 1 Messerspitze Senf scharf, 3 EL Mandelmehl, 1/2 TL Dill gehackt, 1/2 TL Petersilie gehackt, Salz und Pfeffer, 1 Spritzer Zitronensaft, etwas Öl zum Braten

Zubereitung:

Den Fisch mit Messer und Gabel zu einem Tartar verarbeiten. Mit dem Ei, dem Senf, dem Mandelmehl, dem Dill, der Petersilie, Salz, Pfeffer und Zitronensaft gut verkneten. Mit feuchten Händen zwei Frikadellen formen und für 2 Minuten auf jeder Seite braten.

Hühnchen mit Cashew Nüssen und Staudensellerie

Vorbereitungszeit: 5 Minuten Kochzeit: 7 Minuten

Kalorien: 380,2 kcal | Eiweiß: 44,9 Gramm | Fett: 18,2 Gramm | Kohlenhydrate: 9,2 Gramm

Zutaten für eine Portion:

130 Gramm Hühnerbrust ohne Haut, 1 Schalotte, 2 Knoblauchzehen, 1/2 TL Curry Paste rot aus dem Asia Shop, 1 Stange Staudensellerie, 2 EL Cashew Nüsse, 1 Tomate, Saft einer halben Limette, Salz und Pfeffer, 50 ml Brühe

Zubereitung:

Die Hühnerbrust in Streifen schneiden und in Öl anbraten. Die Schalotte und den Knoblauch klein schneiden und zum Fleisch dazu geben. Die Curry Paste einrühren und leicht miträsten. Staudensellerie klein schneiden und dazu geben, Cashew Nüsse und die gewürfelte Tomate mitbraten. Mit Limettensaft ablöschen und mit Brühe aufgießen. Mit Salz und Pfeffer abschmecken.

28. Tag:

Pute in Basilikum-Sauce

Vorbereitungszeit: 3 Minuten Kochzeit: 7 Minuten

Kalorien: 352,6 kcal | Eiweiß: 33,1 Gramm | Fett: 21,4 Gramm | Kohlenhydrate: 6,9 Gramm

Zutaten für eine Portion:

130 Gramm Putenbrust, 2 Schalotten, Saft einer halben Zitrone, 50 ml Brühe, 50 ml Sahne, 1 TL geröstete Pinienkerne, 8 Blatt Basilikum, Salz und Pfeffer, 1 TL Olivenöl

Zubereitung:

Die Pute klopfen, salzen und pfeffern und in etwas Olivenöl von beiden Seiten für je 2 Minuten anbraten. Das Fleisch aus der Pfanne nehmen und zur Seite stellen. Die Schalotten klein schneiden und in derselben Pfanne anschwitzen. Mit Zitronensaft ablöschen und mit der Brühe aufgießen. Die Pinienkerne in die Brühe geben und mit den Basilikum Blättern und der Sahne verfeinern. Mit Salz und Pfeffer abschmecken und mit dem Zauberstab fein pürieren. Das Fleisch wieder zurück in die Pfanne geben, kurz durchschwenken und anrichten.

Leberspieß mit Apfel nach "Berliner Art"

Vorbereitungszeit: 5 Minuten Kochzeit: 8 Minuten

Kalorien: 215,3 kcal | Eiweiß: 25,7 Gramm | Fett: 9,3 Gramm | Kohlenhydrate: 7,2 Gramm

Zutaten für eine Portion:

120 Gramm Kalbsleber, 2 Schalotten, 1/2 Apfel, Salz und Pfeffer, 80 ml Brühe, 1 Zweig Thymian, 2 TL Butter

Zubereitung:

Die Kalbsleber in kleine Stücke schneiden und den Apfel ebenfalls in mundgerechte Stücke teilen. Abwechselnd nun Leber, Apfel und Schalotten auf einen Spieß fädeln. Den Spieß in einem TL Butter von allen Seiten anbraten, jedoch nicht länger als 5 Minuten. Salzen und pfeffern und aus der Pfanne nehmen und im Ofen warm stellen. Den Bratrückstand mit der Brühe aufgießen, den Thymian hinzufügen und leicht einreduzieren lassen. Mit Salz und Pfeffer abschmecken und die restliche Butter mit dem Schneebesen einrühren. Den Spieß vor dem Anrichten kurz in der Sauce schwenken.

29. Tag:

Ratatouille mit gegrilltem Schafskäse

Vorbereitungszeit: 8 Minuten Kochzeit: 10 Minuten

Kalorien: 314 kcal | Eiweiß: 13,6 Gramm | Fett: 24,4 Gramm | Kohlenhydrate: 10 Gramm

Zutaten für eine Portion:

40 Gramm Auberginen, 40 Gramm Paprika, 30 Gramm Zucchini, 1/2 Zwiebel, 150 Gramm Pizza-Tomaten aus der Dose ohne Zuckerzusatz, etwas Oregano, Majoran, Salz und Pfeffer, 1 Spritzer Süßstoff, 1 Schnitte Schafskäse fest a 80 Gramm, 1 TL Olivenöl

Zubereitung:

Die Auberginen, Paprika, Zucchini und Zwiebel in mundgerechte Stück schneiden. Zusammen mit den Pizzatomaten, dem Oregano, Majoran, Salz, Pfeffer und Süßstoff in der Pfanne köcheln. Für etwa 10 Minuten bei mittlerer Hitze simmern lassen. Den Schafskäse mit dem Olivenöl bepinseln und in eine sehr heiße beschichtete Pfanne legen. Von beiden Seiten goldbraun braten, und auf dem Ratatouille anrichten.

Italienischer Caprese Salat mit gebackener Mozzarella

Vorbereitungszeit: 8 Minuten Kochzeit: 5 Minuten

Kalorien: 549,4 kcal | Eiweiß: 44,1 Gramm | Fett: 37 Gramm | Kohlenhydrate: 10 Gramm

Zutaten für eine Portion:

1 Kugel Mozzarella, 1 EL Mandelmehl, 1 Ei, 1 Prise Oregano, 3 EL Mandeln fein gerieben, 2 Tomaten, 1/2 rote Zwiebel, 1/2 Bund Basilikum, 1 EL Balsamico Essig dunkel, 1 EL Olivenöl, Salz und frisch gemahlener Pfeffer

Zubereitung:

Die Mozzarella in Scheiben schneiden und im Mandelmehl wälzen. Das Ei mit dem Oregano verquirlen und die Käsescheiben durchziehen. Anschließend in den geriebenen Mandeln panieren. Ein Backblech mit Backpapier auslegen und den Ofen auf 180° Celsius vorheizen. Die Mozzarella bei Ober,- und Unterhitze für 5 Minuten backen. Die Tomaten in Würfel schneiden, die Zwiebel hacken und den Basilikum grob zupfen. Alle drei Zutaten mit Balsamico Essig, Olivenöl, Salz und frisch gemahlenem Pfeffer marinieren. Die gebackenen Mozzarella Scheiben auf dem frischen Salat anrichten.

30. Tag:

Puten-Röllchen mit Spargel

Vorbereitungszeit: 5 Minuten Kochzeit: 10 Minuten

Kalorien: 338,3 kcal | Eiweiß: 34,7 Gramm | Fett: 18,7 Gramm | Kohlenhydrate: 7,8 Gramm

Zutaten für eine Portion:

130 Gramm Putenschnitzel, 3 Stangen grüner Thai Spargel, 1 Scheibe Schwarzwälder Schinken, 1 Prise Xylit oder Süßstoff, 50 ml Sahne, 1 TL Kerbel gehackt, Salz und Pfeffer, 1 TL Olivenöl

Zubereitung:

Das Putenschnitzerl dünn klopfen und pfeffern. Mit dem Schwarzwälder Schinken belegen und den grünen Thai Spargel darauf legen. den Spargel mit Xylit oder Süßstoff würzen. Die Pute einrollen und mit einem Zahnstocher fixieren. In etwas Olivenöl rundherum scharf anbraten, auf einen Grillrost legen und im 170° heißen Ofen bei Ober,- und Unterhitze für 7 Minuten fertig garen. Mit der Sahne den Bratrückstand auflösen, den Kerbel einrühren, salzen und pfeffern und durch einmaliges Aufkochen leicht eindicken lassen. Vor dem Servieren die Putenrolle kurz in der Sauce schwenken.

Pikanter Wurstsalat mit Salami und Käse

Zubereitungszeit: 8 Minuten

Kalorien: 440,6 kcal | Eiweiß: 29,7 Gramm | Fett: 33,8 Gramm | Kohlenhydrate: 4,4 Gramm

Zutaten für eine Portion:

80 Gramm Puten Salami, 40 Gramm Emmentaler, 1/2 rote Zwiebel, 1/2 Stange Staudensellerie, 2 Radieschen, 1/2 Spitzpaprika, 2 EL Apfelessig, 3 EL Wasser, 1 EL Walnuss Öl, Salz und Pfeffer

Zubereitung:

Alle Zutaten in feine Streifen schneiden und gut miteinander vermengen. Aus Essig, Wasser und Öl eine Marinade zaubern, den Salat damit anmachen, mit Salz und Pfeffer abschmecken und servieren. Du kannst dazu eine Scheibe Eiweißbrot essen, vergiss aber nicht auch dafür die Kohlenhydrate Deiner Bilanz hinzuzufügen.

Low Carb Süßigkeiten und verführerische Desserts

Auch wenn man sich gesund ernähren möchte und lästige Pfunde verlieren will, so lässt sich doch der Appetit auf Süßes nicht ganz zur Seite schieben. Darum haben wir für Dich leckere Nachspeisen, Kuchen Torten und Desserts vorbereitet. Naschkatzen und Schleckermäuler kommen hier garantiert auf ihre Kosten. Natürlich sind alle Rezepte auf Low Carb Basis - ohne Zucker und mit möglichst wenig Kohlenhydraten. Du kannst nun auch ohne schlechtem Gewissen ab und zu Süßes schlemmen. Wenn Du Lust auf Süßes hast, dann achte darauf, dass Deine Kohlenhydrate Bilanz dennoch stimmt.

Matcha Creme

Zubereitungszeit: 5 Minuten Ruhezeit 1 Stunde

Kalorien: 169,4 kcal | Eiweiß: 5,3 Gramm | Fett: 13,4 Gramm | Kohlenhydrate: 6,9Gramm

Zutaten für eine Portion:

80 Gramm Joghurt, 1/2 TL Matcha Teepulver, Saft einer halben Limette, 1 Spritzer Süßstoff, 50 ml Sahne, 1/2 Packung Sahnesteif

Zubereitung:

Den Joghurt mit dem Matcha Pulver, dem Limettensaft und Süßstoff glatt rühren. Die Sahne mit dem Sahnsteif gut aufschlagen und vorsichtig unter den Joghurt heben. Für eine Stunde im Kühlschrank durchziehen lassen und genießen. Diese Creme eignet sich auch toll als Topping für Low Carb Muffins. So zauberst Du im Handumdrehen tolle Low Carb Cup Cakes.

Joghurt Torte aus dem Kühlschrank

Vorbereitungszeit: 20 Minuten Ruhezeit: 4 Stunde

Kalorien für die ganze Torte: 2394,6 kcal | Eiweiß: 52,7 Gramm | Fett: 144,6 Gramm | Kohlenhydrate: 220,6 Gramm

Zutaten für eine Torte mit etwa 12 Stücken:

Für den Boden benötigst Du:

120 Gramm Low Carb Kekse, 80 Gramm weiche Butter

Für die Creme brauchst Du:

350 Gramm Joghurt, 5 EL Xylit oder Süßstoff, 100 Gramm Quark, 250 ml Sahne, Saft und Abrieb einer unbehandelten Bio Zitrone, 10 Blatt Gelatine, 200 Gramm Erdbeeren frisch oder TK-Ware, 100 Gramm Himbeeren frisch oder TK-Ware

Für das Topping brauchst Du:

250 Gramm Brombeeren, 2 EL Xylit oder Süßstoff, Saft einer Limette

Zubereitung:

Die Low Carb Kekse in einem Beutel gut zerbröseln und mit der weichen Butter verkneten. Schon ist der Boden fertig und kann in eine runde Springform mit einem Durchmesser von 26 cm gestrichen werden. Mit feuchten Händen glatt streichen. Den Joghurt mit dem Xylit, Quark und Abrieb glatt rühren. Die Erdbeeren klein schneiden und zusammen mit den Himbeeren untermengen. Die Sahne steif schlagen und behutsam unterheben. Die Blattgelatine wird in Wasser eingeweicht, gut ausgedrückt und in lauwarmem Zitronensaft aufgelöst. Nun die Gelatine zügig mit einem Schneebesen einrühren - es sollen keine Klümpchen entstehen. Diese Creme nun auf den Boden streichen. Für das Topping die Brombeeren mit dem Süßstoff und dem Limettensaft pürieren und über die Creme verstreichen. Die Torte für etwa 4 Stunden im Kühlschrank ziehen lassen und anschließend mit einem langen, in Wasser getauchtem Messer anschneiden.

Kokos Makronen - ganz Low Carb

Vorbereitungszeit: 10 Minuten Backzeit: 10 inuten

Kalorien: 2517 kcal | Eiweiß: 32,4 Gramm | Fett: 213,6 Gramm | Kohlenhydrate: 114,6 Gramm

Zutaten für etwa 20 Makronen:

350 Gramm Kokosraspeln, 80 Gramm Xylit, 4 Eiklar, 2 EL Kokosmehl, Abrieb einer halben unbehandelten Bio Limette

Zubereitung:

Den Süßstoff mit dem Eiklar steif schlagen und das Mandelmehl mit den Kokosraspeln vermengen. Ein Viertel des Schnees damit glatt rühren. Den Abrieb der Limette hinzufügen und den restlichen Eischnee behutsam unterheben. Die Masse in einen Dressiersack füllen oder mit dem Löffel Makronen auf ein mit Backpapier ausgelegtes Blech setzen. Bei 170° Celsius werden die Makronen bei Ober,- und Unterhitze für 10 Minuten gebacken. Diese Makronen schmecken nicht nur an Weihnachten sondern sind ein tolles Gebäck zum Kaffee, das ganze Jahr hindurch.

Rum-Rosinen Muffins

Vorbereitungszeit: 15 Minuten Backzeit: 18 Minuten

Kalorien für 8 Muffins: 1520,6 kcal | Eiweiß: 68,2 Gramm | Fett: 115,6 Gramm | Kohlenhydrate: 77,6 Gramm

Zutaten für 8 Muffins:

100 Gramm Butter, 3 Eier, 4 EL Xylit oder Süßstoff, 130 Gramm Mandelmehl, 1 Packung Backpulver, 4 EL Rosinen natur ohne Zuckerzusatz, Rumaroma, Saft und Abrieb einer halben unbehandelten Bio Orange, 1 Messerspitze Zimt gemahlen

Zubereitung:

Die Butter mit dem Süßstoff schaumig schlagen und ein Ei nach dem anderen einrühren. Nun für weitere 3 Minuten sehr kräftig weiterschlagen. Das Mandelmehl, Backpulver und Rosinen einarbeiten. Mit dem Rumaroma nun nach eigenem Geschmack verfeinern. Mit dem Saft und Abrieb und dem Zimt abrunden und die Masse in 8 Muffinformen füllen. Die kleinen Kuchen bei 170° Celsius Umluft für 18 Minuten backen.

Vanille-Stracciatella Kuchen

Vorbereitungszeit: 15 Minuten Backzeit: 45 Minuten

Kalorien für den ganzen Kuchen: 2512,9 kcal | Eiweiß: 137,3 Gramm | Fett: 139,7 Gramm | Kohlenhydrate: 176,2 Gramm

Zutaten für einen Kuchen mit etwa 12 Stücken:

6 Eier, 5 EL Xylit oder Süßstoff, 240 Gramm Mandelmehl, 1 Packung Backpulver, 120 Gramm Joghurt, Mark einer Vanilleschote oder Vanille Aroma, 50 ml Kokosöl, 120 Gramm Xylit Schokoraspeln zartbitter oder Kakao Nibs

Zubereitung:

Die Eier trennen und das Eiklar zu einem steifen Schnee verarbeiten. Die Eigelb mit dem Süßstoff schaumig schlagen. Das Mandelmehl, das Backpulver, Joghurt, Vanille, Kokosöl und Schokoraspeln in die Dottermasse einrühren und behutsam den Schnee unterheben. Eine Kastenform mit den Maßen 20 cm x 30 cm mit Backpapier auslegen und die Masse einfüllen. Den Ofen auf 170° Celsius aufheizen und den Kuchen bei Ober,- und Unterhitze für 45 Minuten backen.

Low Carb Schokoladen Mousse

Zubereitungszeit: 15 Minuten Ruhezeit: 3 Stunden

Kalorien für vier Portionen: 1483,1 kcal | Eiweiß: 33,1 Gramm | Fett: 93,9 Gramm | Kohlenhydrate: 126,4 Gramm

Zutaten für vier Portionen:

2 Eier, 2 Eigelb, 2 EL Xylit oder Süßstoff, 150 Gramm Xylit Schokolade zartbitter oder Diätschokolade, 250 ml Sahne

Zubereitung:

Die Eier und die Dotter mit dem Süßstoff schaumig schlagen. Die Schokolade verflüssigen und zügig mit einem Schneebesen in die Eimasse rühren. Die Sahne steif schlagen und behutsam unterheben. Nun das Mousse für mindestens 4 Stunden kalt stellen damit es stocken kann.

Verführerische Low Carb Brownies

Vorbereitungszeit: 20 Minuten Backzeit: 20 Minuten

Kalorien: 3018,5 kcal | Eiweiß: 70,6 Gramm | Fett: 198,9 Gramm | Kohlenhydrate: 236,5 Gramm

Zutaten für etwa 12 Brownies:

150 Gramm Butter, 300 Gramm Xylit Schokolade zartbitter oder Diät-Schokolade, 5 EL Xylit oder Süßstoff, 90 Gramm Mandelmehl, 3 EL doppelt entölter Kakao, 1 Packung Backpulver, 4 Eier, 1 Prise Himalaya Salz

Zubereitung:

Die Butter mit dem Süßstoff schaumig rühren und ein Ei nach dem anderen einrühren. Die Schokolade zum Schmelzen bringen und mit in die Butter-Ei Masse rühren. Mandelmehl, Kakao, Backpulver und Salz unterrühren. Ein Backblech mit Backpapier auslegen und die Masse aufstreichen. In ein auf 160° Celsius aufgeheiztes Backrohr schieben und für 20 Minuten bei Ober,- und Unterhitze backen. Noch warm in etwa 12 Brwonies schneiden. Diese saftigen Kuchen schmecken besonders lecker mit einem Klacks Schlagsahne oder einer Kugel Low Carb Eis.

Exotische Low Carb Pina Colada Muffins

Vorbereitungszeit: 12 Minuten Backzeit: 20 Minuten

Kalorien: 929,8 kcal | Eiweiß: 99,8 Gramm | Fett: 47 Gramm | Kohlenhydrate: 26,9 Gramm

Zutaten für 8 Muffins:

4 Eier, Süßstoff, 100 Gramm Mandelmehl, 50 Gramm Kokosmehl, 50 Gramm Kokosraspeln, Saft und Abrieb einer unbehandelten Bio Limette, 80 Gramm Ananas oder aus der Dose ohne Zuckerzusatz, 5 EL Kokosmilch, 1 Packung Backpulver

Zubereitung:

Die Eier trennen und das Eiweiß zu einem steifen Schnee verarbeiten. Die Eigelb schaumig rühren und mit dem Mandelmehl, Kokosmehl, den Kokosraspeln, dem Saft und Abrieb der Limette, Kokosmilch und Backpulver vermengen. Die Ananas in kleine Stücke schneiden und ebenfalls in den Teig einarbeiten. Den Schnee behutsam unterheben und die Masse in 8 Förmchen füllen. Das Backrohr auf 170° Celsius aufheizen und die Muffins bei Ober,- und Unterhitze für 20 Minuten backen.

Low Carb Lava Cake mit flüssigem Kern

Vorbereitungszeit: 10 Minuten Gefrierzeit: 4 Stunden Backzeit: 12 Minuten

Kalorien: 1015,5kcal | Eiweiß: 62,6 Gramm | Fett: 80,3 Gramm | Kohlenhydrate: 10,6 Gramm

Zutaten für 4 Lava-Cakes:

4 Eier, 4 EL doppelt entölter Kakao, 4 EL Xylit oder Süßstoff, 120 Gramm Mandelmehl, 3 EL Pflanzenöl, 1/2 Packung Backpulver

Zubereitung:

Die Eier schaumig schlagen und mit den restlichen Zutaten zu einem cremigen, dickflüssigen Teig verrühren. In runde Förmchen gießen und für mindestens 4 Stunden im Tiefkühler durchfrieren lassen. Noch gefroren in den 180° Celsius heißen Ofen legen und bei Ober,- und Unterhitze für 12 Minuten backen. Diese Kuchen bleiben in der Mitte flüssig und schmecken besonders gut mit Schlagsahne und Vanilleeis.

20 besondere Low Carb Gerichte

Hier haben wir einige beliebte und traditionelle Speisen der Low Carb Ernährung angepasst. Du wirst überrascht sein, denn nur weil Du Dich gesund ernähren möchtest, musst Du auf wirklich nichts verzichten. Der Trick ist nur, auf Zucker, Weißmehl, Reis und Kohlenhydrate so gut es geht zu verzichten. Dann purzeln die Kilos trotz ausgiebigem Schlemmen.

Low Carb Döner im Quark-Zwiebel-Brötchen

Vorbereitungszeit. 20 Minuten Kochzeit: 20 Minuten

Kalorien: 488,4 kcal | Eiweiß: 62,5 Gramm | Fett: 22 Gramm | Kohlenhydrate: 10,1 Gramm

Zutaten für eine Portion:

Für das Döner Brötchen:

70 Gramm Quark, 2 Eier, 40 Gramm Mandelmehl, etwas Backpulver, 1 Prise Himalaya Salz, 20 Gramm geröstete Zwiebel

Für die Fülle:

80 Gramm Hühnerbrust ohne Haut, 1/2 rote Zwiebel, 2 Scheiben Tomaten, 20 Gramm Rotkohl, Salz und Pfeffer, 1 TL Olivenöl

Für die Döner Sauce:

1 EL Sahnequark, 2 Knoblauchzehen, 1 TL Koriander gehackt, Salz und Pfeffer

Zubereitung:

Für das Brötchen den Quark mit den Eiern, dem Mandelmehl, dem Backpulver, Salz und geröstetem Zwiebel zu einem weichen Teig verkneten. Zu einer Kugel formen und auf ein mit Backpapier ausgelegtes Blech legen. Den Ofen auf 170° Celsius aufheizen und das Brötchen bei Ober,- und Unterhitze für 20 Minuten backen.

Für die Fülle die Hühnerbrust in hauchdünne Streifen schneiden, salzen und pfeffer und im Olivenöl schön dunkel und knusprig braten. Zwiebel und Rotkohl fein hobeln und das Brötchen damit belegen. Das Fleisch darauf verteilen und mit der Sauce aus Sahnequark, Knoblauch, Koriander, Salz und Pfeffer beträufeln. Nach bedarf mit Cayenne Pfeffer oder Chilli bestreuen, das Brot zusammen klappen und einen leckeren Low Carb Döner genießen.

Low Carb Käsespätzle

Vorbereitungszeit: 10 Minuten Ruhezeit: 10 Minuten
Kochzeit: 15 Minuten

Kalorien: 556,6 kcal | Eiweiß: 41,1 Gramm | Fett: 39 Gramm | Kohlenhydrate: 10,3 Gramm

Zutaten für eine Portion:

Für die Spätzle:

60 Gramm Kokosmehl, 1 Ei, 1 Eigelb, 20 ml Sodawasser, 15 Gramm Flohsamenschalen, 1 EL Quark, Salz und Muskat gerieben

Zum Vervollständigen:

1/2 Zwiebel, 1 TL Butter, 50 ml Sahne, 60 Gramm Käse gerieben, Salz und Pfeffer

Zubereitung:
Alle Zutaten für die Spätzle zu einem weichen, zähflüssigen Teig schlagen. Wichtig ist, dass der Teig ordentlich geschlagen wird, bis er Blasen wirft und keine mehligen Klümpchen entstehen. Salzwasser zum Kochen bringen und die Masse durch ein Spätzelsieb ins Wasser streichen. Mit dem Kochlöffel durchrühren, damit die Spätzle nicht kleben und für etwa 3 Minuten kochen lassen. Die Spätzle sind fertig, sobald sie an der Oberfläche schwimmen. Abseihen und mit kaltem Wasser abschrecken. Die Zwiebel klein schneiden und im Butter anschwitzen. Die Spätzle hinzugeben und für 2 Minuten mitschwenken. Salzen und pfeffern und mit Käse bestreuen. Mit der Sahne aufgießen, die Pfanne mit einem Deckel verschließen und den Käse für 2 Minuten schmelzen lassen. Gut durchrühren und servieren. Wer möchte kann die Spätzle auch zusätzlich mit gewürfeltem Speck verfeinern und vor dem Servieren ordentlich mit Schnittlauch und/oder Röstzwiebel bestreuen.

Low Carb Ravioli

Vorbereitungszeit: 15 Minuten Ruhezeit: 30 Minuten Kochzeit: 6 Minuten

Kalorien: 396,1 kcal | Eiweiß: 21,5 Gramm | Fett: 22,5 Gramm | Kohlenhydrate: 26,9 Gramm

Zutaten für eine Portion:

Für den Nudelteig:

50 Gramm Linsenmehl rot, 1/2 TL Flohsamenschalen, 1 Ei, 1/2 TL Olivenöl, 1 Prise Himalaya Salz

Für die Fülle:

2 EL Ricotta Käse, 1 TL Petersilie gehackt, Salz und Pfeffer, 1 Eigelb zum Bestreichen

Zum Braten:

1 TL Butter, 1 TL Salbei gehackt, eventuell Parmesan zum Bestreuen

Zubereitung:

Für den Nudelteig das rote Linsenmehl mit den Flohsamenschalen und dem Ei verkneten. Olivenöl und Salz einarbeiten und zu einem geschmeidigen Teig verkneten. Mit Folie abdecken und im Kühlschrank für 30 Minuten ruhen lassen. Aus dem Kühlschrank nehmen, kurz durchkneten und auf 1 mm ausrollen. Mit einem runden Keks-Ausstecher Kreise ausstechen. Den Ricotta mit der Petersilie, Salz und Pfeffer glatt rühren und eine Hälfte der Ravioli mit einem Klacks bedecken. Das Ei verquirlen und die Ränder der Nudel damit bestreichen. Die Ravioli zuklappen und die Ränder mit dem Finger schön fest drücken. So laufen die Nudeln nicht aus und es sieht zudem sehr dekorativ aus. Salzwasser zum Kochen bringen und die Ravioli hinein geben. Für etwa 3 Minuten kochen lassen. Aus dem Topf fischen und mit Salbei in zerlassenem Butter schwenken.

Rippchen

Vorbereitungszeit: 4 Minuten Marinierzeit: 24 Stunden Kochzeit: 1 Stunde

Kalorien: 216,6 kcal | Eiweiß: 18,4 Gramm | Fett: 15 Gramm | Kohlenhydrate: 2 Gramm

Zutaten für eine Portion:

200 Gramm Rippchen, 50 ml Diät Cola, 1 Knoblauchzehe, 1/2 TL Rosmarin gehackt, 1/2 TL Majoran gerebelt, 1 Chilli rot, 2 EL Low Carb Ketchup ohne Zuckerzusatz, 1 Prise Meersalz, Pfeffer

Zubereitung:

Alle Zutaten außer den Rippchen mit dem Stabmixer zu einer schönen Marinade verarbeiten, und die Rippchen am besten für 24 Stunden darin einlegen. Aus der Marinade nehmen und auf ein Grillgitter legen. Im 160° Celsius heißen Ofen bei Ober,- und Unterhitze für 35 Minuten braten. Die restliche Marinade auf den Rippchen verteilen und für weitere 25 Minuten bei 180° Celsius fertig backen. Die Rippchen eignen sich auch hervorragen für ein sommerliches BBQ.

Gebackener Camembert

Vorbereitungszeit: 5 Minuten Backzeit: 6 Minuten

Kalorien: 761,7 kcal | Eiweiß: 65,2 Gramm | Fett: 57,3 Gramm | Kohlenhydrate: 5,3 Gramm

Zutaten für eine Portion:

1 Camembert mit 150 Gramm, 1 EL Mandelmehl, 2 Eier, 1/2 TL Majoran, 4 EL Walnüsse fein gerieben, etwas gemahlenen Pfeffer

Zubereitung:

Den Camembert im Mehl wälzen. Die Eier mit dem Majoran und dem Pfeffer verquirlen und den Käse durchziehen. In den Nüssen wenden und nochmals durch das Ei ziehen. Abermals in den Walnüssen panieren und die Panade gut andrücken. Den Camembert auf ein Backgitter legen. Den Ofen auf 180° Celsius aufheizen und den Käse bei Umluft für 6 Minuten backen.

Low Carb Karfiol-Pizza

Vorbereitungszeit: 10 Minuten Backzeit: 18 Minuten

Kalorien: 400,9 kcal | Eiweiß: 38,8 Gramm | Fett: 22,5 Gramm | Kohlenhydrate: 10,8 Gramm

Zutaten für eine Portion:

Für den Pizza-Boden:

80 Gramm Blumenkohl, 1 Ei, 60 Gramm Gouda gerieben, Salz und Pfeffer

Für den Belag:

50 Gramm Pizza-Tomaten ohne Zuckerzusatz, 2 Scheiben Putenschinken, 1 Spitzpaprika, 30 Gramm Ananas, 40 Gramm Gouda gerieben, etwas Oregano

Zubereitung:

Für den Teig den rohen Blumenkohl im Mixer auf Reisgröße schreddern und mit dem Ei, dem Käse, Salz und Pfeffer vermengen. In eine runde Springform mit einem Durchmesser von 24 cm streichen und im Ofen bei 170° Celsius für 12 Minuten bei Ober,- und Unterhitze vorbacken. Die Pizza-Tomaten pürieren und den Teig bestreichen und mit Schinken, Ananas, Paprika und Gouda belegen. Mit Oregano bestreuen und für weitere 6 Minuten bei 180° Celsius backen.

Low Carb Schinken-Käse Toast mit Eiweißbrot

Vorbereitungszeit: 4 Minuten Kochzeit: 5 Minuten

Kalorien: 397,8 kcal | Eiweiß: 38,1 Gramm | Fett: 21,1 Gramm | Kohlenhydrate: 9,6 Gramm

Zutaten für eine Portion:

2 Scheiben Eiweißbrot, 2 Scheiben Schinken, 2 Scheiben Käse, 1 Ei, 1 Gewürzgurke ohne Zuckerzusatz, 1/2 TL Senf, Salz und Pfeffer

Zubereitung:

Das Eiweißbrot dünn mit Senf bestreichen und mit Schinken belegen. Die Gewürzgurke in feine Streifen schneiden und den Schinken damit belegen. Mit dem Käse bedecken, salzen und pfeffern und auf ein Kuchengitter legen. Im Ofen bei 170° Celsius für 5 Minuten backen. In der Zwischenzeit in einer beschichteten Pfanne ohne Fett ein Spiegelei braten, auf eine Scheibe der Brot legen, mit dem anderen Brot zu eine Doppeldecker verschließen und genießen.

Linsennudeln in Speck-Champignon-Rahmsauce

Vorbereitungszeit: 15 Minuten Ruhezeit: 30 Minuten Kochzeit: 7 Minuten

Kalorien: 383,4 kcal | Eiweiß: 18,4 Gramm | Fett: 26,1 Gramm | Kohlenhydrate: 18,7 Gramm

Zutaten für eine Portion:

Für die Nudeln:

30 Gramm rotes Linsenmehl, 1/2 TL Flohsamenschalen, 1 Ei, 1/2 TL Olivenöl, 1 Prise Salz

Für die Sauce:

1/2 Schalotte, 1 EL Speck gewürfelt, 40 Gramm Champignons blättrig geschnitten, 1 EL Apfelessig, 60 ml Sahne, 1 EL Petersilie, 1 TL Butter, Salz und Pfeffer

Zubereitung:

Für die Nudeln das rote Linsenmehl mit den Flohsamenschalen, dem Ei, dem Öl und dem Salz gut verkneten und zu einem geschmeidigen Teig verkneten. Mit Folie abdecken und im Kühlschrank für 30 Minuten ruhe lassen. Heraus nehmen, durchkneten und auf 1 mm ausrollen. Mit dem Lineal und dem Pizza-Roller Bandnudeln herausschneiden. Einen Topf mit Salzwasser zum Kochen bringen und die Nudeln für etwa 2 Minuten kochen, Herausnehmen und in kaltem Wasser abschrecken.Die Schalotte klein schneiden und zusammen mit dem Speck in Butter anrösten. Die Champignons hinzugeben und mit Essig ablöschen. Mit der Sahne aufgießen, Petersilie hinzugeben, salzen und pfeffern und die Nudeln in der Sauce durchschwenken.

Schwedische Fleischbällchen Köttbullar

Vorbereitungszeit: 6 Minuten Kochzeit: 15 Minuten

Kalorien: 404 kcal | Eiweiß: 30,5 Gramm | Fett: 29,6 Gramm | Kohlenhydrate: 3,9 Gramm

Zutaten für eine Portion:

Für die Bällchen:

100 Gramm Rinderhack, 1 EL Schalotten gehackt, 2 EL Milch, 1 Ei, 2 EL Mandelmehl, 1 Messerspitze Senf scharf, Salz und Pfeffer, 1 TL Öl

Für die Sauce:

6 Gramm Butter, 6 Gramm Mandelmehl, 100 ml Brühe, 50 ml Sahne, Sojasauce und Pfeffer

Zubereitung:

Für die Hackfleischbällchen alle Zutaten miteinander verkneten und mit feuchten Händen Kugeln formen. Diese in etwas Öl von allen Seiten für etwa 8 Minuten braten. Für die Sauce die Butter schmelzen lassen, das Mandelmehl einrühren und unter ständigem Rühren leicht anrösten lassen. Mit der Brühe aufgießen und weiterrühren bis die Sauce aufkocht. Mit der Sahne verfeinern, mit Sojasauce und Pfeffer abschmecken, die Bällchen hineingeben und kurz in der Sauce durchschwenken.

Low Carb Cheeseburger

Vorbereitungszeit: 20 Minuten Ruhezeit: 30 Minuten
Kochzeit: 20 Minuten

Kalorien: 473 kcal | Eiweiß: 47,8 Gramm | Fett: 27,1 Gramm | Kohlenhydrate: 9,7 Gramm

Zutaten für eine Portion:

Für das Brötchen:

50 Gramm Quark, 1 Ei, 2 EL Mandelmehl, 1 EL Haferkleie, 1 Messerspitze Backpulver, Salz und Pfeffer und etwas Sesam zum Bestreuen

Für das Patty:

100 Gramm Rinderhack, 1 EL Bauchspeck fein gewürfelt

Für den Belag:

2 Scheiben Tomaten, 2 Blatt Eisbergsalat, 3 Scheiben Gurken, 4 Zwiebelringe, 2 Scheiben Käse

Für die Sauce:

1 TL saure Sahne, 1 Messerspitze Senf

Zubereitung:

Für das Brötchen den Quark mit dem Ei, dem Mandelmehl, der Haferkleie, dem Backpulver, Salz und Pfeffer zu einem geschmeidigen Teig verkneten. Den Teig mit Folie abdecken und im Kühlschrank für 30 Minuten ruhen lassen. Herausnehmen und kurz durchkneten, ein Brötchen formen und auf ein mit Backpapier ausgelegtes Blech setzen. Das Brötchen mit Sesam bestreuen und den Ofen auf 170° Celsius aufheizen. Bei Ober,- und Unterhitze das Brötchen für 20 Minuten backen.
Für das Patty das Hackfleisch mit dem Speck gut verkneten und zu einem Laibchen formen. In einer beschichteten Pfanne ohne Fett von beiden Seiten für je 2 Minuten braten. Den Käse auf das heiße Patty legen und leicht schmelzen lassen. Das Brötchen aufschneiden, mit einem Salatblatt belegen, das Patty darauf setzen, mit Tomaten, Gurken und Zwiebel belegen. Die saure Sahne mit Senf verrühren und auf dem Deckel des Brötchens verstreichen, zuklappen und den Burger genießen.

Griechischer Moussaka

Vorbereitungszeit: 15 Minuten Backzeit: 35 Minuten

Kalorien: 321,1 kcal | Eiweiß: 31,5 Gramm | Fett: 19,1 Gramm | Kohlenhydrate: 5,8 Gramm

Zutaten für eine Portion:

100 Gramm Rinderhack, 1/2 Zwiebel, 2 Knoblauchzehen, 1 Tomate, 40 Gramm Auberginen, 1/2 Zucchini, Salz und Pfeffer, 1 Prise Anis, 1 TL Butter, 1 TL Mandelmehl, 100 ml Milch, 50 Gramm Schafskäse, 1 TL Olivenöl

Zubereitung:

Zwiebel, Knoblauch und Tomate grob hacken und zusammen mit dem Fleisch im Olivenöl scharf anbraten. Auberginen und Zucchini in dünne Scheiben schneiden und eine kleine Auflaufform damit auslegen. Das Fleisch darauf verteilen und den Schafskäse darüber krümeln. Die Butter in einer Pfanne schmelzen lassen und das Mandelmehl mit einem Schneebesen einrühren. Mit der Milch aufgießen und gut durchrühren, bis die Sauce einmal aufkocht. Die Sauce über das Fleisch gießen, salzen pfeffern und in den Ofen schieben. Bei 170° Celsius, Ober,- und Unterhitze für 30 Minuten backen. Nach Bedarf mit Basilikum bestreuen.

Low Carb Wiener Schnitzel

Vorbereitungszeit: 5 Minuten Backzeit: 5 Minuten

Kalorien: 392,7 kcal | Eiweiß: 35,8 Gramm | Fett: 26,7 Gramm | Kohlenhydrate: 2,3 Gramm

Zutaten für eine Portion:

140 Gramm Kalbsschnitzel, 1 EL Mandelmehl, 1 Ei, 2 EL Mandeln gerieben, Salz und Pfeffer, 3 EL Butterschmalz zum Backen

Zubereitung:

Das Schnitzel dünn klopfen und mit Salz und Pfeffer würzen. Im Mandelmehl wälzen und im verquirlten Ei baden. In den Mandeln panieren und die Panade gut andrücken. In einer Pfanne das Butterschmalz auf etwa 170° Celsius erhitzen und das Schnitzel für 5 Minuten backen. Wichtig: Das Schnitzel erst nach etwa 3 Minuten wenden. Nach Bedarf mit einer Spalte Zitrone zum Beträufeln servieren.

Low Carb Cordon Bleu auf Bauern Art

Vorbereitungszeit: 6 Minuten Backzeit: 12 Minuten

Kalorien: 467,4 kcal | Eiweiß: 45,3 Gramm | Fett: 30,6 Gramm | Kohlenhydrate: 2,7 Gramm

Zutaten für eine Portion:

130 Gramm Schweineschnitzel, 1/2 Zwiebel, 2 dünne Scheiben Bauchspeck, 15 Gramm Begkäse, 1 EL Mandelmehl, 1 Ei, 2 EL geriebene Mandeln, Salz und Pfeffer

Zubereitung:

Das Schnitzel dünn klopfen, salzen und pfeffern und mit dem Speck belegen. Den Zwiebel klein schneiden und darauf verteilen. Mit dem Käse bedecken und das Schnitzel zusammen klappen. Mit einem Zahnstocher fixieren und im Mandelmehl wälzen. Das Ei verquirlen und das Cordon Bleu durchziehen. In den geriebenen Mandeln panieren und die Panade gut festdrücken. Auf einen Grillrost legen und das Backrohr auf 170° Celsius aufheizen. Das Cordon Bleu bei Ober,- und Unterhitze für 12 Minuten backen.

Kümmelbraten

Vorbereitungszeit: 10 Minuten Marinierzeit: 24 Stunden Kochzeit: 1,5 Stunden

Kalorien: 532,7 kcal | Eiweiß: 84,7 Gramm | Fett: 20,3 Gramm | Kohlenhydrate: 2,8 Gramm

Zutaten für eine Portion:

400 Gramm Schweinerücken mit Schwarte, 1/2 Zwiebel, 2 Knoblauchzehen, 1/2 TL Paprikapulver edelsüß, 1 EL Kümmel ganz, 1 TL Senf scharf, Majoran, Salz und Pfeffer

Zubereitung:

Die Schwarte mit einem Teppichmesser einschneiden, es sollen schöne Rauten entstehen. Zwiebel und Knoblauch sehr fein hacken und mit Paprika, Kümmel, Senf, Majoran und Pfeffer zu einer Paste verrühren. Damit das Schwein ordentlich einreiben. In Folie wickeln und für 24 Stunden im Kühlschrank durchziehen lassen. Aus dem Kühlschrank nehmen, gut salzen und auf den Grillrost setzen. Bei 150° Celsius und Ober,- und Unterhitze für 60 Minuten garen. Für weitere 30 Minuten bei 190° fertig braten.

Schweinefilet in Bärlauchsauce

Vorbereitungszeit: 3 Minuten Kochzeit: 10 Minuten

Kalorien: 327,9 kcal | Eiweiß: 36,4 Gramm | Fett: 18,7 Gramm | Kohlenhydrate: 3,5 Gramm

Zutaten für eine Portion:

150 Gramm Schweinefilet, 1 EL Butter, 1 Schalotte, 1 EL Apfelessig, 50 ml Brühe, 50 ml Sahne, 2 EL Bärlauch gehackt, frisch oder TK-Ware, Salz und Pfeffer

Zubereitung:

Das Schweinefilet in drei Medaillons teilen, leicht platt drücken, salzen und pfeffern. In Butter auf beiden Seiten für je 2 Minuten braten. Aus der Pfanne nehmen und warm stellen. In der selben Pfanne die klein geschnittene Schalotte anbraten, mit Essig ablöschen und mit der Brühe aufgießen. Die Flüssigkeit leicht einreduzieren lassen, Sahne und Bärlauch hinzugeben, einmal aufkochen und mit Salz und Pfeffer abschmecken. Die Medaillons in die Sauce geben und für 2 Minuten in der Sauce ziehen lassen.

Grillteller mit geschmorten Cherry Tomaten

Vorbereitungszeit: 5 Minuten Kochzeit: 8 Minuten

Kalorien: 221 kcal | Eiweiß: 33 Gramm | Fett: 9 Gramm | Kohlenhydrate: 2 Gramm

Zutaten für eine Portion:

50 Gramm Rinderfilet, 50 Gramm Schweinefilet, 50 Gramm Putenbrust, 6 Cherry Tomaten, 2 Zweige Rosmarin, Salz und Pfeffer, 1 EL Olivenöl, Thymian, 2 Knobauchzehen, 1 kleines Stück Zitronengras

Zubereitung:

Die Cherry Tomaten auf dem Rosmarinzweig aufspießen und bei 200° Celsius im Backrohr bei Umluft für 6 Minuten garen. Das Fleisch salzen und pfeffern und im Olivenöl anbraten. In die Pfanne Thymian, Knoblauch und Zitronengras geben, damit das Fleisch ein besonderes Aroma erhält. Das Fleisch für etwas 2 Minuten auf jeder Seite braten und zusammen mit den Tomaten anrichten.

Gefülltes Schweineschnitzel mit Pilzen

Vorbereitungszeit: 6 Minuten Kochzeit: 16 Minuten

Kalorien: 215,2 kcal | Eiweiß: 28,8 Gramm | Fett: 10,8 Gramm | Kohlenhydrate: 0,7 Gramm

Zutaten für eine Portion:

130 Gramm Schweineschnitzel, 1 Schalotte, 30 Gramm Egerlinge, 20 Gramm Pfifferlinge, 1 Prise Kümmel gemahlen, 1/2 TL Salbei gehackt, 1 TL Butter, 1/2 TL Meerrettich gerieben, Salz und Pfeffer

Zubereitung:

Das Schweineschnitzel dünn klopfen, salzen und pfeffern. Die Schalotte, Egerlinge und Pfifferlinge klein hacken und in Butter anschwitzen. Mit Kümmel, Salbei, Salz, Pfeffer und Meerrettich würzen und auf das Schnitzel legen. Zuklappen, mit einem Zahnstocher fixieren, auf ein Backblech legen und bei 180° Celsius für etwa 12 Minuten garen.

Griechische Roulade

Vorbereitungszeit: 8 Minuten Kochzeit: 15 Minuten

Kalorien: 194,5 kcal | Eiweiß: 37,9 Gramm | Fett: 3,7 Gramm | Kohlenhydrate: 2,4 Gramm

Zutaten für eine Portion:

130 Gramm Putenschnitzerl, 20 Gramm Schafskäse weich, 1 TL Frischkäse, 2 Knoblauchzehen, 1 TL Petersilie gehackt, 1/2 TL Olivenpaste, Salz und Pfeffer

Zubereitung:

Die Pute hauchdünn klopfen, salzen und pfeffern. Den Schafskäse mit dem Frischkäse glatt rühren. Knoblauch klein schneiden und zusammen mit der Petersilie, der Olivenpaste, Salz und Pfeffer mit dem Käse verrühren. Auf das Schnitzel streichen und zu einer Roulade rollen. Mit einem Zahnstocher fixieren und das Fleisch auf den Grillrost legen. Das Backrohr auf 170° Celsius aufheizen und die Roulade bei Ober,- und Unterhitze für 15 Minuten garen.

Putensteak auf Kohlrabi-Rahmgemüse

Vorbereitungszeit: 5 Minuten Kochzeit: 10 Minuten

Kalorien: 235,6 kcal | Eiweiß: 40,1 Gramm | Fett: 6,4 Gramm | Kohlenhydrate: 4,4 Gramm

Zutaten für eine Portion:

140 Gramm Putenbrust, 1/2 Zwiebel, 80 Gramm Kohlrabi, 100 ml Brühe, 2 EL Hüttenkäse, Saft einer Limette, 1 TL Butter, 1 TL Mandelmehl, 1 Prise Kümmel gemahlen, Salz und Pfeffer

Zubereitung:

Die Pute salzen und pfeffern und in einer beschichteten Pfanne ohne Fett von beiden Seiten für je 2 Minuten braten. Den Kohlrabi schälen und in etwa 1 cm dicke Stifte schneiden. Den Kohlrabi in der Brühe für etwa 5 Minuten weich kochen. Den Kohlrabi aus der Brühe nehmen und die Brühe zur Seite stellen. Die Zwiebel klein würfeln und in Butter glasig anschwitzen. Das Mandelmehl hinzugeben, mit Limettensaft ablöschen und mit der Hälfte der Brühe aufgießen. Mit Kümmel, Salz und Pfeffer würzen, den Hüttenkäse einrühren und den Kohlrabi hinzu geben. Zusammen mit der Pute servieren.

Low Carb Wrap

Vorbereitungszeit: 8 Minuten Kochzeit: 15 Minuten

Kalorien: 347,3 kcal | Eiweiß: 37,9 Gramm | Fett: 18,1 Gramm | Kohlenhydrate: 8,2 Gramm

Zutaten für eine Portion:

Für den Wrap:

80 Gramm Magerquark, 60 Gramm Gouda gerieben, 1 Ei, 2 EL Haferkleie, Salz und Pfeffer

Für die Fülle:

1 EL körnigen Hüttenkäse, 1 EL Koriander gehackt, 2 EL Thunfisch aus der Dose im eigenen Saft, 2 Salatblätter, 1/2 rote Zwiebel, 1 Radieschen, Salz und Pfeffer

Zubereitung:

Für den Wrap den Magerquark mit dem geriebenen Käse, dem Ei, der Haferkleie, Salz und Pfeffer glatt rühren. Ein Backblech mit Backpapier auslegen und die Masse dünn darauf verstreichen. Das Rohr auf 170° Celsius aufheizen und den Teig bei Ober,- und Unterhitze für 12 Minuten backen. Für die Fülle den Hüttenkäse mit dem Koriander und dem Thunfisch glatt rühren, salzen und pfeffern. Den Wrap aus dem Ofen nehmen und mit der Fülle bestreichen. Salat und Zwiebel in dünne Streifen schneiden, das Radieschen fein hobeln und mit dem Salatgemüse den Wrap belegen. Einrollen und genießen.

BONUS - Tipps für die maximale Fettverbrennung

Neben dem konsequenten Einhalten der Diät gibt es noch einige Tipps und Tricks, welche die Kilos zum purzeln bringen. Dazu gehören einige Gewürze, die Du in Deinen Gerichten einbauen kannst. Reduziere Deinen Salzkonsum und greife statt dessen zu frischen Kräutern. Auch Pfeffer, Cayenne und Chilli sind optimal um Deinen Speisen Würze zu verleihen. Eine wahre Wunderwaffe ist Ingwer. Diese scharfe asiatische Knolle kurbelt den Stoffwechsel besonders gut an und stärkt zudem Dein Immunsystem. Ingwer solltest Du immer, am besten frisch, zu Hause haben. Mit Ingwer kannst Du eigentlich alles würzen, von pikanten Speisen bis hin zu Joghurt und Desserts. Toll ist es auch, wenn Du Dir Ingwer Tee oder Ingwer Wasser herstellst und täglich davon trinkst. Dazu einige Scheiben Ingwer mit heißem Wasser überbrühen, oder die Scheiben in einen Krug Wasser geben. Auch hier werden von der Wurzel tolle Aromen und Inhaltsstoffe abgegeben.

Bewegung gehört natürlich auch dazu. Wenn Du nicht viel Zeit hast, und auch keine Lust oder Geld aufbringen willst um ins Fitness Center zu gehen, dann kannst Du auch zu Hause täglich kleine Übungen machen. Das Internet ist voll von herrlichen Sporteinheiten. Suche Dir doch auf einem You Tube Kanal Anregungen, die Dir liegen. Ob Tabata, die kurzen Übungen, die in jeden noch so knappen Tagesplan passen, Aerobic oder Bollywood Dance, hier ist die Auswahl wirklich gut und in den eigenen vier Wänden kannst Du Dich nach Herzenslust austoben. Du wirst sehen, ein bisschen Sport strafft nicht nur Dein Gewebe und lässt die Pfunde schneller purzeln, es steigert auch das Selbstbewusstsein.

Schwimmen, Rad fahren, Eislaufen, Inlineskaten oder Ski fahren, die Liste der Möglichkeiten ist lange. Natürlich solltest Du auch die einfachen Dinge beherzigen, die bei jeder Diät erwähnt werden. Zu Fuß gehen anstatt mit dem

Auto zum Bäcker ums Eck zu fahren, und die Treppen anstatt Rolltreppe oder Aufzug zu nehmen sollte selbstverständlich sein. Schließlich willst Du ja schlank und fit werden. Wenn Du zum Beispiel morgens vor dem Aufstehen nur 20 Sit-ups machst, wirst Du schon nach einer Woche bemerken, wie sich Dein Bauch strafft.

Lenk Dich mit Hobbies ab. Viele essen aus Langeweile. Unternimm ausgedehnte Spaziergänge, triff Dich mit Freunden oder geh ins Kino. Melde Dich zu einem Tanzkurs an oder lerne eine Sprache. Alles, was Dich vom Essen und von den Gedanken rund ums Essen ablenkt ist toll. Vielleicht ist bei Dir in der Nähe auch ein Tierheim, und Du kannst anbieten, regelmäßig einen Hund zum Spazieren auszuführen. So hast Du gleichzeitig etwas Gutes getan, und Dein tägliches Bewegungs-Pensum erhöht.

Impressum

Umschlaggestaltung, Illustration: Paul Kurpiela
Föhrenstr. 8 77656 Offenburg
paul.kurpiela@gmail.com
 Bibliografische Information der Deutschen Nationalbibliothek: Die Deutsche Nationalbibliothek verzeichnet diese Publikation in der Deutschen Nationalbibliografie; detaillierte bibliografische Daten sind im Internet über http://dnb.d-nb.de abrufbar.

Rechtliches & Haftungsausschluss
Der Autor übernimmt keine juristische Verantwortung und keinerlei Haftung für Schäden, die aus der Benutzung dieses Buches entstehen. Außerdem ist der Autor nicht verpflichtet, Folge- oder mittelbare Schäden zu ersetzen. Gewerbliche Kennzeichen- und Schutzrechte bleiben von diesem Titel unberührt. Das Werk ist einschließlich aller Teile urheberrrechtlich geschützt. Das vorliegende Werk dient nur den privaten Gebrauch. Alle Recht, auch die der Übersetzung, des Nachdrucks und der Vervielfältigung dieses Titels oder von Teilen daraus, verbleiben beim Autor. Ohne die schriftliche Einwilligung des Autors darf kein Teil dieses Dokumentes in irgendeiner Form oder auf irgendeine elektronische oder mechanische Weise für irgendeinen Zweck vervielfältigt werden. Suchen Sie bei unklare oder heftigen Beschwerden unbedingt einen Arzt auf! Die Informationen in diesem Buch sind vom Autor sorgfältig recherchiert und zusammengestellt worden, sie können aber keineswegs einen Arzt ersetzen! Die hier dargestellten Informationen dienen nicht Diagnosezwecken oder als Therapieempfehlungen. Eine Haftung des Autor für Personen-, Sach- und Vermögensschäden durch dieses Buch wird ausgeschlossen.

Printed by Amazon Italia Logistica S.r.l.
Torrazza Piemonte (TO), Italy

25632071R00071